百病百问专家解答系列丛书

主　审：张登本　总主编：张景明

BAIBING

孕产妇保健120问

主　编　辛　宝　张　静

副主编　黄彩霞　汪　丹

编　委（按姓氏笔画排序）

方红红　张　静　李翠娟

陈　娟　辛　宝　汪　丹

黄彩霞

第四军医大学出版社·西安

图书在版编目（CIP）数据

孕产妇保健120问/辛宝，张静主编. —西安：第四军医大学出版社, 2011.4
百病百问专家解答系列丛书
ISBN 978-7-81086-853-2

Ⅰ. 孕… Ⅱ. ①辛… ②张… Ⅲ. ①孕妇－妇幼保健－问题解答；②产妇－妇幼保健－问题解答 Ⅳ. R715.3-44

中国版本图书馆CIP数据核字(2011)第055595号

孕产妇保健120问

主　　编　辛　宝　张　静
责任编辑　杨耀锦　汪　英
出版发行　第四军医大学出版社
地　　址　西安市长乐西路17号（邮编：710032）
电　　话　029-84776765
传　　真　029-84776764
网　　址　http://press.fmmu.sn.cn
印　　刷　陕西金德佳印务有限公司
版　　次　2011年5月第1版　2011年5月第1次印刷
开　　本　889×1194　1/32
印　　张　7
字　　数　130千字
书　　号　ISBN 978-7-81086-853-2/R·744
定　　价　16.00元

《百病百问专家解答》系列丛书
编 委 会

总序 ZONG XU

我国自古以来就是农业大国，农民的绝对数量和相对数量一直很大，据统计，我国农民数量占总人口的70%，达9亿以上。经济状况决定了我们现在基础设施的完善，有资料显示我国每千人拥有的医生资源仅1.64，尤其是在广大农村地区、城乡结合部、偏远地区，医疗卫生资源更是匮乏。然而，中医学起源并深深植根于广阔的农村，丰富的中药资源也来自广袤的农村大地。如何解决广大民众守着丰富的药源，却又面临缺医少药的窘境，这是我从农村走出，从事医务工作多年来深受困扰的问题。

2010年5月初，第四军医大学出版社编辑几次约我畅谈，意向策划出版一套针对广大民众的医学通俗读本，顿然间豁然开朗，欣然受邀并组织数十位中医学博士、硕士、专家教授着手编撰了这套“百病百问专家解答”系列丛书。

本套丛书共十本，是广泛适合于广大普通民众家庭使用的通俗读本，包括《常见伤病应急处理130问》《骨质疏松与骨质增生防治120问》《肝炎防治120问》《白内障防治120问》《风湿性关节炎、肩周炎、腰腿痛防治100问》《常见皮肤病防治120问》《孕产妇保健120问》《女性更年期疾病防治120问》《妇科常见病防治120问》《男科常见病防治120问》。本套丛书打破了中、西医之间的界限，广泛汲取了中西医各自的优势，在疾病的治疗上充分实现了古今中外治疗方法的大“糅合”，切实践行了言简意赅、通俗易懂、操作简单、实用性强的编写初衷。此为本套丛书特点之一。

本套丛书的每一分册均以常见病、多发病为选题内容，针对患者最关心、最需要解决的一些问题进行分条目梳理。基本涵盖了疾病的自我诊断，常规治疗，中医辨证治疗，常用的效方、偏方、验方、食疗、药浴，日常保健及注意事项等内容。在突出实用的原则下，基本做到了“简、便、效、廉”，即：通俗易懂、易学好记（简）；实用性强、操作简便、方便实用（便）；方法多种、疗效确切（效）；药源丰富、易寻好找，多可自行采集、价格低廉（廉）。实为广大患者及其家庭防病治病、保健养生的现代版的“肘后备急方”。此为本套丛书特点之二。

本套丛书的读者对象主要是广大的普通老百姓，同时也适合于有一定医学基础的中医生和西医生，乡镇、社区卫生院的广大医务工作者，广大的中、西医院校学生阅读参考。因此，在编写内容上力求多讲是什么，少讲（不讲）为什么；多讲症状、疗效，少讲（不讲）病理、药理；多讲治疗方法，少讲理论知识；多用效果确切、价格低廉的药品，不用价高、少见的饮片。为帮助读者更准确地进行自我诊断，在部分疾病中引用了一些病例。为增强可读性，将生活中的注意事项等做成了爱心小贴士、温馨小贴士的形式。此为本套丛书特点之三。

医学，尤其是关于中医中药的通俗读本是当下民众迫切需求的知识读本。因为，只有被民众认同的科学知识才能具有生存的土壤和无限的生命力，也才会有无限的发展空间和市场。如果不能运用通俗易懂的语言文字把发生于古代，又是用传统思维语言表述的中医中药知识介绍给读者，那将永远使其包裹在神秘的面纱之下，永远是“阳春白雪”，永远只能让少数人读懂，那么这样的中医中药知识也只能远离民众，也将成为无源之水、无本之木，将会被人类抛弃。广大的人民群众是中医中药的源头活水，只有让广大民众读懂、会用中医中药知识，让民众相信他们身边处处有中医中药知识，中医中药才能有广阔的发展空间和无限的生命力。这是我应邀编撰本套丛书的缘由和动因之一。因为我不仅深深爱着哺育我的广袤大地，同样深爱着养育我的中医药学。

著名的中医基础理论学家张登本教授作为本套丛书的主审付出了艰辛的工作，丛书在编写过程中参阅了许多前辈及同仁的著作成果，第四军医大学出版社的编辑付出了艰辛的努力，在此一并表示衷心的感谢！

本套丛书在编写过程中各位编委虽竭尽全能，然不尽如人意之处在所难免，敬请各位读者在使用过程中提出宝贵意见，以便不断总结经验，进一步修订和提高。

张景明

陕西中医学院

编写说明 BIANXIE SHUOMING

十月怀胎，生一个健康的宝宝是每一对准父母的心愿。然而，要实现这个愿望，绝不是一件容易的事。从孕前的准备、孕期的调整和衣食起居的调理，一直到分娩前后的保健、哺乳喂养，对于学医出身的人来说都是一门需要重新学习的学问，那么对于普通大众来说就更不容易了，有鉴于此，应出版社之邀，参阅大量书籍，在各位师友的提携帮助下，合著此书。书中各类问题皆来自孕产期保健的实际，也包含了为人父母不久的我们当时的一些生活及临床经验，真诚的希望能与各位准父母分享。

本书以问答的形式，突出实用性，以简明扼要，通俗易懂为目标，将婚前检查、孕产准备、孕期保健、产前诊断、孕期病症防治、分娩和产后保健以及母乳喂养等问题进行了系统介绍，因篇幅原因及编者水平有限，不能将孕产妇的保健问题一言尽之，却也能窥斑知豹，对于了解一些孕产期保健中的要点问题起到一定的作用，可作为年轻的准父母在期待新生命时的参考，也能满足妇幼保健工作人员和基层医师在健康教育及实际工作的些许需要。

编写虽尽心力，终因水平有限，编写错误或缺漏难免，敬请读者批评指正。

在此，也真心的祝愿每一位育龄女性都能快乐健康地度过孕产期，愿每一对夫妇都能拥有一个健康、聪明的宝宝。

目录 MULU

孕产常识

饮食营养

疾病防治

分娩前后

孕产常识

1　怎么知道自己已经怀孕了？

凡在生育年龄的妇女，发生性关系而又未采取避孕措施，都有怀孕的可能。婚后保持正常性生活的妇女，如果没有采取避孕措施，约有85%的人在第一年内就会怀孕。尽早知道自己怀孕有很多好处，比如可以提早对胎儿加以保护，避免有害因素影响，有利于优生。凡具有性生活的育龄妇女应掌握自我“诊断”的方法：

（1）月经停止　如月经一直很规律，一旦到期不来超过10天以上，应该考虑是否怀孕。因为月经停止是怀孕早期信号，过期时间越长，妊娠的可能性越大。

（2）早孕反应　停经以后孕妇会逐渐感到一些异常现象，叫做早孕反应。最早出现的反应是怕冷，以后逐渐感到疲乏、嗜睡、头晕、食欲不振、挑食、怕闻油腻味、早起恶心，甚至呕吐，还有头晕、疲乏无力、倦怠等症状。

（3）尿频　由于怀孕后子宫逐渐增大，压迫膀胱所以小便次数增多，但并不是尿路感染时出现的尿急和尿痛症状。

（4）乳房变化　可出现乳房发育乳头增大，乳头、乳晕颜色加深，乳头周围出现小结节，甚至乳房刺痛、胀痛的现象，偶尔还可挤出少量乳汁。

（5）色素沉着　有的妇女怀孕后会出现为面部及腹

中线有棕褐色色素沉着。

（6）基础体温升高 当出现上述某些症状时，应每天测定基础体温，怀孕者基础体温往往升高。

以上所列举的一些表现，只是妊娠早期出现的一些症状。当怀疑自己怀孕时，可用市售的“早孕试纸”，按说明进行自我检测，即可作出自我“诊断”。

2 如何计算预产期？

计算方法：从末次月经第一天算起，月份减3，如不够时则加9，日数加7。例如，你的末次月经是2000年9月18日，根据公式，月份减3日数加7，预产期应是2001年6月25日。

如记不清末次月经的日期，可根据胎动日期大概计算。一般胎动日期在怀孕后的18～20周，再加上20周就能推算出大约的预产期。

如有条件可做超声波测胎儿身体的一些径线，利用所测得的径线进行测算，即可测出胎龄，并以此推算预产期。

以上预产期的算法与实际的分娩日期常相差1～2周，若平时月经周期长短变化较大者，预产期可能相差更多。所推算的日期只是一个大概数，凡是在预产期前后2周分娩都是正常的。

3 孕妇的生活起居应注意什么？

为了平安度过妊娠期，生个健康的小宝宝，孕妇的生活起居应注意以下几点：

（1）规律生活 孕妇生活应有规律，规律的生活可使体内各系统及重要器官的生理活动更加协调和统一，从而增强身体的免疫功能，提高抗病能力，这对胎儿也十分有益。如果生活没有规律，必然影响母婴的健康。因此，孕妇的起居、饮食、睡眠、工作、学习和娱乐等都要定时、定量。有规律地生活，要做到起居有时、进餐有时、工作有时、休息有时、娱乐有时、运动有时、洗漱有时、大便有时。

（2）充足睡眠 睡眠不足会引起过度疲劳，孕妇每天要有8～9小时的睡眠时间，丈夫和家人也应督促、安排，以确保孕妇的睡眠时间。但也不要睡得过多，做到劳逸结合，没有疲劳感就可以了。

（3）坚持午睡 孕妇应坚持每天午睡，即使是春、秋、冬季，也应午睡一会儿。午睡可使孕妇精神放松，消除疲劳，恢复体力。但午睡时间不要超过2小时，一般半小时到1小时比较适宜。午睡要有规律，不要想睡就睡应适当安排在午后固定的时间。如果无条件午睡，可躺下稍加休息，而在晚上早点睡觉。午睡时，应脱下鞋子，抬高双腿，全身放松。

（4）**注意休息** 孕妇无论体质强弱，都容易疲劳或觉得全身无力。过度疲劳会使机体抵抗力降低，易患疾病，因此，应安排好时间，注意抓紧时间休息。当感到疲劳或乏力时，尽量躺下休息，或坐在椅子上，伸直腿。无论是妊娠早期、中期和晚期，都要切记，妊娠期休息好很重要，即便是数分钟的小憩。应明确，孕妇休息是“主”，家务事和工作是“从”。尤其在妊娠晚期，应保证充足的休息时间，因妊娠晚期孕妇常腹胀，如果休息后腹胀仍未减轻，次数频繁，休息也不起作用，则要请医生检查。

4 孕妇如何休息？

孕妇比正常人身体负担重，容易疲劳。疲劳对孕妇健康和胎儿生长发育都不利。那么孕妇如何注意休息和劳逸结合呢？

（1）**不参加重体力劳动** 因为重体力劳动，需要消耗很多热量，大大增加心脏输血量，增加心脏负担，使心跳加快而发生心力衰竭的危险。孕期可做较轻的日常家务劳动，以不感劳累为宜。

（2）**不长时间弯腰或蹲着干活** 因长时间弯腰或蹲着会增大腹部压力，影响血液循环，不利于胎儿生长发育。长时间坐着工作的人，可在脚下垫个小凳子，以防止下肢水肿。

（3）多休息 妊娠期应注意休息。以自我感觉为准，想休息就休息，想睡就睡会儿，过度疲劳会引起多种疾病。有流产和先兆流产史者，特别要注意休息，家务或工作不要持续太长时间。在正常工作中，即使不感到疲劳，也要定时休息数分钟，最好能到室外或阳台上呼吸一下新鲜空气，活动一下身体；话务员、打字员、计算机操作者，不要长时间保持同一姿势，应经常改变体位，活动腰和四肢，擦擦脸和搓搓手都可解除疲劳；孕妇切记不要憋尿。

（4）看电视时间不宜长 电视机显像管工作时会产生少量X射线，但电离辐射率远远低于国家规定标准，说明看电视不会产生危害。但看电视不宜太久，不应超过1个小时，避免过多用眼；避免因久坐而影响下肢血液循环，加重水肿，并可能导致下肢静脉曲张；同时，室内空气不流通，空气中的电离子环境改变，会使孕妇感到头痛、胸闷；更应避免看刺激性强的恐怖、紧张、悲剧性电视剧，以免产生疲劳和情绪变化，不利于孕妇和胎儿的健康。此外，看电视时不要离电视荧光屏过近，以免电视机工作时显像管发出的X射线引起孕妇流产、早产及胎儿畸形，尤其是怀孕1～3个月的孕妇更应注意。此外，电视机工作时释放出来的正离子吸附了空气中带负电荷的尘埃，使荧光屏周围常滞留含有大量微生物的“灰尘粒子”，若长时间看电视，这些微生物和灰尘会附着于孕妇的皮肤，使脸部出现色斑等。因此，看电视的时间不宜过长，并且距荧光屏的距离应在2米以上。同时，孕妇不应在饱食后立即看电视，也不要边看电视边吃零食，以免影响消化、吸收功能，不利于胎儿生长发育。

（5）生活有规律　孕妇既要注意休息，又要适量活动，但生活一定要有规律，才有益于母儿健康。

5 孕妇如何注意居室卫生？

孕妇的居室卫生应注意以下几个方面：

（1）开窗通风　房间一定要通风良好，要经常开窗通风换气。室内不要堆满杂物，家具摆设要简单、整齐、清洁、美观大方、舒适安静。

（2）温度适宜　室温最好控制在20℃～22℃。温度太高（25℃以上），易使孕妇头昏脑涨，全身不适；温度太低，会影响孕妇的正常生活和工作。夏天室温高，多开窗通风，亦可使用空调或电风扇降温，但孕妇不要对着电风扇和空调直吹，以防感冒；冬天若用暖气取暖，应注意控制室温不可太高；若用煤炉取暖，要注意防止一氧化碳中毒，并定时开窗使空气流通。

（3）湿度适宜　最好的空气湿度为50%。相对湿度太低，会使孕妇口干舌燥、喉痛、流鼻血等。调节的方法是在火炉上放水壶，或暖气上放水槽，室内摆水盆，或地上洒水等。若室内潮湿，可导致孕妇消化功能失调、食欲降低、关节酸痛等。调节的办法是打开门窗，通风换气，以散发潮湿的空气。

（4）**适当种植花草** 花草能给人以美的感受，室内放上几盆花，如吊兰等，可使孕妇心情愉悦，有益身体健康。但在孕妇房间，应避免摆放过多的花草，不要放松柏类植物以及洋绣球、五彩球、仙人掌、报春花等植物，因前者散发的松香味会影响孕妇食欲，导致孕妇恶心、厌油腻；后者易致过敏反应，出现痛痒、皮肤黏膜水肿，对孕妇和胎儿都不利。另外，一些具有浓郁香气的花草，如茉莉花、水仙、木兰、丁香、夹竹桃等会导致孕妇嗅觉过敏、食欲不振，甚至出现头痛、恶心、呕吐等。

（5）**保持室内清洁** 每天应打扫一次房间，擦洗一次地板和家具。室内还要定期消毒，定期杀虫、灭蝇、灭蟑螂。

6 孕妇如何选择衣物?

孕妇的服装要宽大合体，以舒适为度，不要紧束腰和胸部。衣服款式的立体轮廓应是上小、下大的A字型。

内衣要选择吸湿性、通气性、保温性和伸缩性良好的纯棉制品，尽量不用化纤制品。因为内衣要勤洗勤换，所以应选购易洗及柔软的衣料。应选择容易脱穿的内衣，冬季服装以开胸式衣服为好。内衣内裤应宽松，避免束身太紧，否则不但会影响血液循环，还可能引起水肿。刚买回来的新衣和布料，应先水洗一次再用，以洗去在其加工处理时所沾染的各种化学药品，防止引起皮肤炎症。

外衣应选择冬天保暖，夏天凉爽，简洁宽松，款式和尺寸实用、美观，穿着得体的服装。颜色可根据个人的爱好选择，但以单调、朴素为好。大红、大绿或花哨的图案会增加孕妇的臃肿感，条状花纹能使孕妇相对"苗条"一些。妊娠的前4个月，尽量穿一些颜色鲜亮明快的衣服；妊娠5个月之后，应根据季节准备衣服，以宽大、舒适为宜。孕妇绝不可穿瘦小紧身的衣服，否则会影响呼吸和血液循环，甚至引起下肢静脉曲张和胎儿在腹内活动受限。夏天宜穿肥大不贴身的衣服，最好穿孕妇裙，既宽松，又凉爽；冬天宜穿厚实、保暖、宽松的衣服，如羽绒服或棉质衣服及保暖好的毛织品。孕妇夏季出门应戴凉帽，冬季要戴围巾。

穿鞋首先要考虑安全性。选择鞋时应注意鞋的宽窄、大小要合适，透气性良好、宽松、轻便，富有弹性，帮底柔软，有助于减轻脚部疲劳的鞋。要选鞋后跟宽大，鞋后跟高度不超过2厘米的鞋；鞋底最好有防滑波纹，能起到防滑的作用。

妊娠期不宜穿高跟鞋和容易脱落的凉鞋或拖鞋等。特别是高跟鞋，穿高跟鞋不但容易摔跤，而且容易造成腰酸背痛、脚尖痛、小腿痛。无跟平底鞋因易使身体重心落在脚后跟，过久站立或行走会引起脚跟痛和腰痛，因此孕妇最好穿软底布鞋、旅游鞋、帆布鞋，这些鞋有良好柔韧性、弹性和弯曲性，穿着舒服、轻便，并可防止摔倒。为保持正常足弓，以减少脚部疲劳、肌肉疼痛、抽筋等，最好的办法是采用适当厚度的棉花团垫在脚心部位作为支撑。到妊娠晚期，孕妇的脚部会发生水肿，因此要穿稍宽大一些的鞋。

7 孕妇应如何修饰打扮？

适宜的修饰打扮、美容化妆，能使女性更加漂亮，富有魅力。妊娠期的妇女，也应注意化妆打扮，并应心情愉快、精力充沛地度过每一天。但是，孕妇化妆应注意以下几方面。

（1）**不要化浓妆** 爱美之心人皆有之，孕妇的生活应以简单、安全为原则，一般不宜化妆，更不可浓妆艳抹，因需要偶尔化些淡妆是可以的。妊娠期间因为体内内分泌的变化，黑色素沉淀增加，容易出现雀斑，若经常受紫外线照射则更易长雀斑。为掩饰雀斑，有的孕妇化妆过浓，这样不利于胎儿健康，因化妆品中的有毒成分侵入人体后可通过胎盘影响胎儿，所以应以淡妆为好。孕妇可选用如化妆水、雪花膏、粉扑、润肤霜、日常用的乳液或面霜等，一般应使用常用的化妆品，不要使用未曾使用过的化妆品；避免使用祛斑、美白类的化妆品；口红也尽量少用，因口红中含有较多的羊毛脂，易吸附空气中的致病微生物和其他有害物质。

（2）限制染发、烫发 因孕妇的皮肤敏感度较高，染发、烫发剂会给自己和胎儿带来损害。有资料表明，不良的染发剂，可引起皮肤癌和乳腺癌。有报道说，染发剂对胎儿有致畸作用。它不仅使孕妇头发易脱落，而且会影响胎儿的正常发育。因此，孕妇最好不要染发、烫发。

（3）不涂指甲油 孕妇手拿东西吃时，尤其是油脂类食物，可将指甲油的有毒化学物质随食物吃入体内，并能通过胎盘和血液进入胎儿体内，影响胎儿健康，严重者可致胚胎发育不良或畸形。

（4）美容 妊娠期的美容，主要是洗脸。早晚各一次，使用平时常用的香皂或洗面奶，最好选用优质香皂，每天认真洗脸。洗脸后，应搽适宜的、刺激性小的面霜类化妆品或乳液；晚上洗完脸，搽上润肤膏后可进行按摩，然后洗净，最后擦上营养露或乳液。夏季要增加洗脸次数。勤洗脸不仅可去除脸上的污垢，也可使心情舒爽。

8 孕妇洗澡洗头应注意什么？

孕妇在妊娠期汗腺和皮脂腺分泌旺盛，皮屑增多，头皮油性分泌物增多，阴道分泌物也增多。因此，应做好皮肤清洁，经常洗头洗澡，勤换衣服。秋、冬、春可隔几天洗一次澡，但应每天坚持清洗会阴。为了母婴健康，洗澡洗头时应注意以下几点。

（1）不用盆浴 盆浴时洗浴水中的不洁物或有害病菌可进入阴道引起感染，甚至可逆行入宫颈和子宫腔，尤其在产后容易引起产褥感染和多种传染性疾病。而且孕妇进出澡盆或浴缸不便，故宜采用淋浴，这样既可以避免感染，也比较安全。

（2）水温不要太高 洗澡水温度不宜太高，太高会对皮肤造成强刺激，使孕妇全身皮肤、肌肉血管扩张，影响全身血液分布，导致子宫胎盘血流量短时间减少，造成胎儿缺氧，不利于胎儿的生长发育。因此，水温应控制在38℃以下，并根据情况及时调节水温。

（3）洗澡时间不宜长 浴室内通风不良，空气浑浊、湿度大，孕妇易发生晕厥等危险；加上洗澡时血液流向体表，使孕妇大脑和胎盘血液暂时相对减少，洗澡时间过长对母婴均不利。一般洗澡时间以10～15分钟为宜，或以自身不出现头昏、胸闷为度。

（4）**饭前饭后不可洗澡**　空腹洗澡，易诱发低血糖、虚脱；饭后马上洗澡，因血液过多得流向体表，易影响消化等。

（5）**洗澡要注意安全**　孕妇在妊娠期，尤其是妊娠晚期洗澡时应特别注意不要弯腰，要注意安全，穿有齿底的拖鞋，以避免滑倒，最好请别人协助洗澡。

（6）**不用碱性肥皂**　为避免损害局部皮肤，不宜用碱性肥皂或高锰酸钾清洗外阴部。

（7）**经常洗头**　妊娠期头皮及油脂增多，应经常洗头。为方便洗头和梳理，孕妇宜留短发，或便于梳理的发型。妊娠期和产褥期都应定期洗发，洗发的同时要认真按摩头皮。坚持每天早晚用梳子梳理头发，以便保持头发柔顺光泽，增强头皮血液循环，促进新陈代谢。妊娠晚期，应请家人帮忙洗头。

9　孕妇能进厨房做饭吗？

妊娠后干家务活也是一种运动，坚持适宜的家务劳动可增加孕妇活动量，增进孕妇食欲，改善孕妇睡眠，增强孕妇体质，提高孕妇免疫力，防止各种疾病的发生，还有助于预防发胖，有利于母婴健康。但是，由于妊娠后期孕妇行动越来越不方便，因此，干家务活要适可而止，量力而行。否则，会有害健康，甚至可能导致流产、早产等而危及胎儿安全。

孕妇可以进厨房做饭，但必须注意：有早孕反应时，不要到厨房里去，因油烟和其他烹调气味会引起恶心、呕吐；在平时淘米、洗菜时，尤其在冬春季节，尽量不要用手直接浸入冷水中，避免因着凉受寒诱发流产。另外，尽量不要久留厨房。厨房内是粉尘、有毒气体（如二氧化硫、一氧化碳、二氧化氮、油烟等）密度最大的地方，所以孕妇应少去厨房，或尽可能减少停留时间。家庭厨房应安装排风扇或抽油烟机，有条件时可适当选择电炊具，如电饭煲。还有一个问题，也是孕期准妈妈比较担心的，就是使用电磁炉和微波炉的问题，目前还没有任何令人信服的证据表明使用这两种电器会造成孕妇流产或胎儿畸形，临床上也见过不少人孕期还坚持工作，使用电脑等小电器，生下的孩子也很健康的情况。所以面对这种缺乏确定结论的情况，建议孕妇在怀孕期间，对这些带有电磁辐射的小家电可以谨慎使用，但不必过于担心，简单来说，动作快点，距离远点，应该没有什么问题。

10 孕妇上街购物应该注意什么？

上街购物是散步的一种方式。同时，上街购物外出走走，可使孕妇心胸开阔、心情舒畅。但应注意：选择不太拥挤的地方为好，不要在人流高峰时间出去，避免挤公共汽车，不到拥挤的市场去，以防受挤；不宜行走过多，速度不宜过快，每次行走不应超过1千米；去大商场不要爬楼梯，要利用电梯，注意上下楼梯的安全；一次购物不要太多，应不超过5千克，必要时，可分几次去购买。不要骑自行车出去购物，特别是在妊娠早期，因骑自行车腿部用力的动作太大，易引起流产。恶劣的天气（寒潮、大风、酷热）不要上街，特别是在流感或其他传染病流行时，更不能到人群密集的地方去；在妊娠期，身体逐渐笨重，动作的敏捷性、反应性都下降，应注意安全。

11 孕妇能养宠物吗？

目前，养宠物的家庭越来越多，不少女性在家里喂养猫狗，有时抱着宠物，牵着猫狗在大街上招摇过市。孕妇切莫效仿。因为宠物是很多传染病的媒介，例如：

布鲁菌病常在牛、羊、猪等动物中流行，常可导致羊流产，大量病菌随流产物排出。当孕妇接触了流产的小羊、羊水或被污染的杂物即可被传染而得病，发生流产、早产及胎儿宫内死亡。

猫是弓形体病的最终宿主，是主要的传染源，猫的粪便可排出弓形体的卵， 能较长时间的存在于外界环境中。这种病还广泛的在狗、羊、兔、鸡、鸭等禽畜中流行。可污染水源、食物和环境，当吃入带弓形体卵的食物和水时就可引起感染。弓形体病是一种人畜共患病，它能使全身各脏器组织都受感染。孕妇感染了这种病，其危害就更大了，使孕妇出现流产、死产、早产或导致妊娠中毒症等。还可损害胎儿的神经系统，使胎儿发生脑积液、脑钙化、脑性麻痹、小头症、视力和智力发生障碍等先天性疾病。 所以，孕妇应远离这些动物，更不能喂养、玩耍这些动物。

12 孕妇应避免哪些工作和环境？

妇女怀孕后，应避免对身体不利的工作。除了注意避免劳动强度过大的工作外，还要考虑职业对胎儿的发育有无危害，必要时应调换工作。为了母婴健康，孕妇应避免下述工作和环境。

（1）避免接触刺激性物质和有毒的化学物质　如避免接触铅、镉、汞、锰、甲基汞、二氧化碳、苯、甲苯、二甲苯、汽油等的工作。经常接触这些物质可导致流产、死胎，以及有可能导致孩子智力低下。

（2）避免接触农药　农药可通过呼吸道和皮肤、黏膜吸收而进入体内，易导致胎儿畸形或死胎。

（3）避免接触有放射线和电磁波的工作 包括操作电子计算机、放射科医务人员等。妊娠早期的妇女最好暂时调离这些工作岗位，以免影响胎儿的正常发育。

（4）避免不良工作环境 避免在高温、低温、湿度过大及有强烈噪声的环境下工作。

（5）避免重体力劳动和震动的工作 如搬运工作及重体力工作。

13 孕妇如何做好乳房保健？

为了保证婴儿能顺利地吸吮乳汁，孕期就应注意乳房的保健护理。

（1）戴合适的胸罩 妊娠后乳房发育很快，重量不断增加，易变成垂乳，为了不影响乳房发育，防止乳房下垂，不要穿过紧的上衣，应佩戴合适的胸罩，以减少对乳头的刺激，保证乳房健康和美观。最好选择哺乳用胸罩，不宜过紧。

（2）擦洗乳头 妊娠4～5个月或5～6个月，应每日用毛巾蘸中性肥皂水或香皂水擦洗乳头，然后在乳头乳晕上涂一层油脂，如橄榄油或润肤液，以防乳头皲裂。妊娠晚期，每日应至少认真擦洗乳头2次，以保持乳头皮肤清洁，避免细菌侵入和哺乳期乳头皲裂或引发乳腺炎。

（3）按摩　在妊娠7个月后，孕妇自己可进行乳房按摩。按摩时，从乳房周围到中心，轻轻地揉搓。具体方法是：露出乳头，用手掌侧面围绕乳房均匀按摩，每日1次，每次5分钟，以增加乳房血液循环，促进发育。或将按摩油或膏涂在乳头和乳房上，轻轻按摩，按摩后再洗去按摩膏或油，涂以润肤霜。

（4）外拉乳头　为防止乳头内陷，避免产后哺乳困难，应经常将乳头向外提拉，可做以下练习。①乳头伸展练习：将内陷的乳头清洗干净后，把两指平行地放在乳头两侧，慢慢地将乳头向两侧外方拉开，牵拉乳晕皮肤和皮下组织，尽量使乳头向外突出，重复多次；随后再将两指分别放在乳头上、下两侧，使乳头向上、向下纵行拉开，重复多次。以上动作每日2次，每次5分钟。②乳头牵拉练习：乳头短小或扁平者，可用一手托住乳房，另一只手的拇指和中、食指抓住乳头将乳头轻轻向外牵拉，或将两拇指放在乳头两侧，左右挤动，再上下挤动，将乳头挤出。此动作每日2次，每次重复10～20下。③戴乳头罩：从妊娠7个月开始佩戴，通过乳头罩对乳头周围组织的恒定、柔和压力促使内陷乳头外翻，其中央小孔持续突起，以纠正乳头内陷，有利于产后哺乳。

（5）保持两乳房大小一致　为防止出现大小乳房，睡觉时尽可能做到不常固定侧向一边，或者在睡觉前用宽大的胶纸贴在乳房两侧，起一定的固定作用（皮肤过敏者禁用）；如果发现两个乳房大小不一，可适当多按摩小的乳房，促进其增大。

（6）忌过多刺激乳房 在整个孕期对乳房的刺激不宜过多，尤其在妊娠末期，刺激乳房可诱发子宫收缩，有引产和催产作用。因此，凡有流产、早产史，曾发生过胎膜早破、死胎，有过多次人工流产、引产史且合并有宫颈内口功能不全的孕妇，在孕期均不能过多地刺激乳房和乳头。

14 孕妇怎样才能睡好觉？

孕妇睡眠时间要比平时多1小时左右，即不少于8小时。孕妇应坚持每天午睡，特别是在夏季，但午睡最多不能超过2小时，否则会影响夜间睡眠。为了能够睡好，可采取下列办法。

（1）睡前洗澡 睡前洗个温水澡，常晒被褥，冬天睡前用暖水袋把被窝暖热，肩膀用一枕被垫塞，以防着凉。因为安全起见，孕妇不要用电热毯。电磁场可能对胎儿有致畸作用。

（2）注意睡眠姿势 依自己习惯的舒服体位。妊娠早期，仰卧比较舒服，可在膝盖下垫上枕头或叠成两折的椅子垫。妊娠中期以后，以左侧卧位最为合理。腿脚疲劳或有水肿、静脉曲张时，把叠成两折的椅子垫放在腿下，垫高腿部，睡眠质量较好。

（3）不要烦躁　睡不着时，不要烦躁，越着急越睡不着。如果睡不着，最好看点书报，平心静气地催眠，或看轻松的电视节目，听柔和抒情的轻音乐，但应避免阅读引起兴奋的文章，或者看激动情绪的电视、戏剧。如果经常失眠，也不要随便吃安眠药，应在医生指导下调整睡眠。因为药物，如巴比妥类药容易通过胎盘影响胎儿，在妊娠前12周，应用地西泮（安定）还有致畸的可能。睡前喝一杯热牛奶，有镇静安眠作用，而且睡前喝牛奶还可促进钙的吸收，达到补钙的效果。可作为失眠孕妇的首选。

（4）床要舒适　孕妇不宜睡席梦思床，最好睡棕垫床或者硬板床，床上铺9厘米厚的棉垫为宜。席梦思床易致脊柱的曲度失常，会对腰椎产生严重影响。同时，席梦思床太软，不利于孕妇翻身。因此，孕妇最好不要睡席梦思床。

（5）保持良好的睡眠环境　卧室应宁静清爽，光线幽暗，无嘈杂喧闹声，空气新鲜，温度、湿度适宜，最佳温度为19℃～20℃，最佳湿度为50%～60%。

15 孕妇采取哪种睡眠姿势较好？

孕妇睡眠的姿势与母婴健康关系十分密切，合理的睡姿有益于母婴健康。

（1）早期卧位 妊娠早期应取仰卧位，以利全身放松，消除疲劳。

（2）中晚期卧位 妊娠中晚期采取左侧卧位。这里特别要强调的是怀孕6个月以后不要长期仰卧或右侧卧，尤其要避免仰卧，最合理的睡眠姿势是左侧卧位。因为仰卧可使增大的子宫向后压迫腹主动脉，使子宫的供血量明显减少，影响胎儿的营养供给，不利于胎儿的成长发育；还可能使肾脏血流量减少，血流减慢，肾小球滤过率下降，尿量也随之减少，孕妇体内的钠盐和新陈代谢产生的有毒物质不能及时排出体外，而发生妊娠高血压综合征。此外，仰卧时增大的子宫还可压迫下腔静脉，使下肢静脉血液回流受阻而引起下肢及外阴水肿、静脉曲张，并由于回心血量减少，造成全身各器官包括大脑的供血减少，氧供应不足，因而孕妇会出现头晕、胸闷、心悸、呼吸急促、恶心、呕吐等现象，严重时还会使血压降低，医学上称之为“仰卧位低血压综合征”。仰卧时，子宫还可压迫输尿管，使尿路受阻，排尿不畅，易患肾盂肾炎、膀胱炎等疾病。妊娠晚期，仰卧还可诱发胎盘早期剥离，突然出现腹痛、阴道流血，胎儿可因严重的缺血缺氧而死于宫内。右侧卧位对胎儿发育也不利，因为这样会使本已右旋的子宫进一步向右旋转，从而使营养子宫的血管受到牵拉，影响胎儿的血液供应，造成胎儿缺氧，严重时可引起胎儿窒息，甚至死亡。

左侧卧位有利于母婴健康。该睡姿可使腹肌放松，保持呼吸和血液流畅，避免增大的子宫对下腔动、静脉及肾脏的压迫，保证心脏排血量，维持肾脏良好的功能，减少水肿，改善子宫和胎盘的血液供给及胎儿氧和营养的供给，有利于胎儿的生长发育，降低早产率和胎儿宫内发育迟缓等并发症。同时，可使右旋子宫转向直位，利于纠正异常胎位。侧卧还可降低舒张压，除了夜间，白天左侧卧位4小时，可预防、治疗妊娠高血压综合征。此外，侧卧位还可以保持下半身血液回流通畅，缓解子宫在骨盆入口处对输尿管的压迫，可预防下肢及外阴静脉曲张、痔疮和下肢水肿，防止或减少体内水钠潴留。

16 孕妇平时活动应注意什么?

妊娠早期，胎盘还没有发育完全，容易流产。因此，必须避免腹部受到外力冲撞或维持一种姿势影响血液循环。随着妊娠时间的增加，腹部逐渐向前突出，重心位置发生变化，骨盆韧带松弛，腰椎向前倾，背肌负担加重，容易疲劳，引起腰痛。因此，孕妇在站立、行走、坐卧、干活时都要保持正确的姿势，注意日常的动作稳重、自然，避免影响胎儿的生长发育。

（1）站立姿势 站立时，两腿平行，两脚稍微分开，把重心放在脚心附近。不要久站，如果必须长时间站立，则隔几分钟把两腿的位置前后倒换一下，把体重放在伸出的前腿上，这样可以减少疲劳度。孕妇在长时间站立或行走后，应将下肢抬高，以便血液回流。

（2）行走姿势 行走时应抬头，颈伸直，下颌微含，挺直后背，绷紧臀部，重心稍前移，稍挺腹并保持全身平衡。不要猫腰或挺胸行走。步步踏稳，以防摔倒。

（3）坐姿 不能斜坐，要尽量往后，将后背靠在椅背上，股关节和膝关节要成直角，大腿成水平状态。不要坐在椅子边上，以防滑落。坐椅子时，最好先坐在边上再向后移动，不要“扑咚”坐下去。久坐时，要在脚下放一木台阶，有利于休息。

（4）休息姿势 妊娠早期可取仰卧姿势，膝盖下垫个枕头；妊娠16周后取侧卧位，不宜长时间仰卧或右侧卧，最好采用左侧卧位。侧卧位时，可向左或向右，腹部要用棉被支撑住，两腿也稍弯曲，上面的腿伸向前方。分娩阵痛发作时，采取这个姿势可感觉舒服些。

（5）上下楼梯姿势 上下楼梯时不要猫腰或过于挺

胸腆肚，只要伸直脊背就行。要看清楼梯，踩实，一步一步地慢慢上下，只用脚尖走很危险。特别是在妊娠晚期，行走、上下楼更要注意安全。如有扶手，一定要扶着走。夜间灯光暗淡，绝不能一个人单独上下楼梯。一定要注意安全，减少上下楼梯的次数，尽量乘电梯。

（6）其他活动的姿势 孕妇起床时，应先将身体从其他卧姿转为侧卧位，然后以双肘撑床，从侧面慢慢起身，或先取侧卧位，再半坐位，然后起来，禁止使用腹肌直接起身。拿放东西时，把要拿的东西紧靠身体，伸直双膝拿起。不要采取屈膝而只倾斜上身的姿势，易造成腰痛。拿棉被等大件物品时要防止挤压腹部；拾取地上的东西时，要先屈膝后落腰，蹲好后再拾，然后站起来，绝不能弯腰拾取。

（7）应当避免的动作或姿势 妊娠中晚期，一定要避免久坐、久站和负重，避免长时间俯身工作或打扫卫生、跪着擦洗地板、长时间蹲着洗衣或除草，避免手提重物，避免从高处取东西或骑自行车等。因为这些动作或姿势对自身和胎儿都有潜在的危险性。

17 妻子怀孕期间丈夫应该怎么做？

妻子怀孕后在生理与外表上、心理与行为上都要发生变化，比如出现体形改变、口味改变、感情敏感脆弱等，丈夫除了有要当爸爸的兴奋感外，还要理解妻子的感觉和心理变化。同时，在妊娠期间，尤其是中晚期，随着胎儿的发育，子宫的增大和宫底的增高，体内脏器、邻近血管神经等受到子宫的压迫，再加上频繁的胎动，常常发生失眠和全身不适，影响工作、精神和食欲等。为帮助妻子正确处理并顺利度过孕期及分娩期，丈夫应积极参与做好以下几个方面的工作：

（1）满足妻子心理上的需要　丈夫与妻子要共同关心胎儿的发育，分享妻子的快乐与痛苦，各方面多加爱护、关心、体贴和理解，从而减少妻子的情绪紧张，减轻孕期的各种不适，避免流产、难产的发生。

（2）相互沟通　夫妻之间要多谈心，加深相互了解及沟通，使夫妻感情更亲密、更融洽，避免由于互相不理解而产生一些潜在性的冲突、矛盾，进而发生家庭危机。

（3）加强责任感　丈夫进入准爸爸的角色，要加强责任感，主动学习和了解有关的妇婴保健知识，有助于对妻子和即将出生的婴儿的照顾。

（4）主动承担家务　妻子在怀孕期间，由于身体的变化，行动越来越不方便，干家务活要适可而止，有些家务活还须避免。因此，丈夫应主动积极地多干家务，并应根据需要改善家庭设备条件，如安装抽油烟机、购置洗衣机等。可协助妻子做饭、淘米洗菜、晾晒衣服、打扫卫生、擦抹门窗、搬动家具等，减轻妻子的家务劳动，有益于胎儿的健康发育；避免妻子因劳累而导致流产、早产，危及胎儿安全。

（5）丈夫要主动减少性生活　在妊娠的前3个月和最后3个月，应严禁性生活；在妊娠中期的3个月，虽可以过性生活，但要温柔和节制，动作不要过于强烈和频繁，以利于保胎，也可减轻妻子负担，有利于母婴健康。

爱心小贴士

丈夫应对妻子更加关爱，多一些赞扬，多谈心交流思想，常陪妻子散步、听音乐、读书等，加深对妻子的关心和爱恋；同妻子一起畅谈对未来家庭的安排和发展计划，尤其对未来小宝宝的养育和培养目标等问题。夫妻间要互相关心、互相体贴。妻子怀孕后，脸上会出现色素沉着，体态也发生了变化，变得有些“丑”了，此时，丈夫应对妻子更加爱恋和体贴。

18 孕妇产前应如何运动？

长期以来，很多妇女都担心在怀孕期间如果继续运动的话，由于身体过热会对胎儿造成不利影响，所以产妇一般都会忽略产前运动。而最新的研究表明，她们的担心是多余的。

孕期适当的运动能调节神经系统，增强心肺功能，助消化，促进腰部及下肢血液循环，松弛肌肉和关节，减少腰酸腿痛症状。

多进行户外运动，呼吸新鲜空气，增加紫外线照射，能促进身体对钙、磷的吸收，有助于胎儿骨骼的发育，并可防止孕妇因缺钙而引起的抽筋。同时适当的锻炼，还能增强腹肌，防止因腹壁松弛造成胎位不正及难产；增强腹肌及盆底肌肉的力量，还可以缩短产程，预防产道撕裂和产后出血。而呼吸控制的练习，可减少生产时的痛楚及促使产程顺利。

当然，孕妇运动前最好先向医生咨询，在专门的指导下，根据身体状况做运动。

19 在孕期不同时间做什么运动较好？

（1）孕4个月内多做有氧运动 孕前期的妇女可以首选游泳作为自己的运动项目。许多孕妇认为游泳不太安全，其实游泳是一项非常好的有氧运动。游泳可以帮助肌肉放松，减轻关节负荷，促进血液流通，使小宝宝能更好地发育。而且游泳对于改善孕妇的情绪，减轻妊娠反应，培养良好的孕期心理，以及对宝宝的神经系统都有很好的作用。

但是在游泳时，一定要注意清洁卫生和安全，孕妇可选择水质干净和人相对少的游泳池。

除了游泳之外，快步走、慢跑、简单的韵律舞、爬楼梯等一些有节奏性的有氧运动也可以由孕妇自己选择定期进行。但是，跳跃、扭曲或快速旋转的运动孕妇应当避免，同时，日常的家务劳动要适当减少。

（2）孕4～7个月可以加大运动量　孕中期，随着胎盘的形成，流产的可能性降低，适当增加一些运动量还是很有必要的。但加大运动量，并非是增加运动强度，而是指提高运动频率、延长运动时间。特别提醒的是：孕妇要根据自己的实际情况来选择运动，如果以前很少运动的话，可适当选择一些轻微的活动，如散步、做健身球等；如果以前很少坚持运动的话，可以选择游泳、打乒乓球等，但最好先征得医生的同意。切记不要做剧烈的运动，避免过度劳累。

散步其实是一种很好的运动方式，不会带来任何危险，而且能够增加人的耐力，对分娩很有好处。准妈妈在散步的时候，同时也在刺激着宝宝运动。每日散步的时间可在半小时至一小时，注意速度，地点最好选择在空气流通、人少、环境好的地方。据说在阳光下散步是最好的，因为阳光中的紫外线具有杀菌功效，而且能使皮下脱氢胆固醇转变为维生素D_3，此种维生素能促进肠道对钙、磷的吸收，对宝宝的骨骼发育特别有利。

还有一些如健身球等运动，对孕中期的妇女也是很有好处的，孕妇可根据自身情况自由选择。

（3）孕8～10个月运动以“慢”为主 对于孕后期

爱心小贴士

准妈妈适当做运动是必要的，但也要根据自身的基本状况选择做何种运动，同时在运动中要根据自己感觉的舒适程度及时调整。运动时要注意冷热，可能的话，最好有朋友或家人陪伴，运动量要适度，运动前后注意补充水分。任何时候都不应有疼痛、气急、虚脱、头晕等不适反应，如有上述情况发生，必须立刻停止运动，并向医生咨询。

的妇女，因为体重增加，身体负担重，运动时一定要特别注意安全，运动以“慢”为主，不能过于疲劳。运动时间也要酌情控制，最好不要超过15分钟。

此时，稍慢的散步加上一些慢动作的健身体操是很好的运动方式。这时的运动要为分娩做准备，而且胎儿也逐步成形，要让宝宝健康地发育。比如伸展运动，屈伸双腿，轻轻扭动骨盆，身体向膝盖靠等这些简单的动作都是孕后期妇女可选择的运动，这有助于肌肉的伸展和放松，减轻诸如背痛等问题，使你感觉比较舒服。做操时间无需太长，动作要慢。

越来越多的准妈妈在怀孕之前会参加健身俱乐部或在家里进行锻炼，健身已经成为一种时尚和健康的生活方式。怀孕后，并不表示准妈妈不能再进行运动了，只是在选择运动的种类、幅度及时间上有了不同的要求。准妈妈进行运动，既要达到健身的目的，又要为生育分娩做好准备，更要注意安全。

提示

如果在运动中出现下面的情况，你应该暂时停止锻炼，并咨询医生：

①感觉全身疼痛；②感觉腹部或骨盆疼痛或持续收缩；③有眩晕、想吐或头重脚轻之感；④感觉不到胎动；⑤行走困难；⑥感觉身体发冷或出虚汗；⑦阴道急涌或持续滴流状出血；⑧心跳不规则或急速；⑨脚踝、手或脸部骤然水肿；⑩气短。

爱心小贴士

（1）运动时应穿着宽松舒适的服装，以及有良好支撑固定作用的胸罩。

（2）选穿专为你所进行的那类运动而设计的鞋子，它可以在运动时为你提供最好的保护。

（3）在平坦无突起物的地面上运动，以避免意外发生。

（4）注意摄取足够热量，以满足怀孕和运动的双重需要（每天应比怀孕前多摄入300卡以上的热量)）。

（5）进食至少一小时后，才可开始运动。

（6）运动期间及前后都应适量饮水。

（7）以坐式或卧式运动时，应该缓慢起身以避免突发眩晕。

（8）切勿疲劳运动，如发觉在运动当中，说话或交谈时感到无力，就应该立即降低运动强度。

20 哪些准妈妈不宜锻炼？

如果患有哮喘、心脏病或糖尿病等疾病，最好不要强行锻炼。有以下问题的孕妇也应以静养为主：

（1）阴道出血 。

（2）胎位偏低 。

（3）先兆或习惯性流产 。

（4）有过早产史。

如果你是运动爱好者，怀孕后不想放弃运动，那么最好多咨询医生，让医生根据你的身体情况和疾病史，给你恰当的建议。

21 哪些运动对于准妈妈来说比较安全？

其实只要小心，运动不过量，大多数运动对准妈妈来说，都不会造成伤害。其中最安全有效的运动方式有游泳、快步走、室内踏步机和低强度的有氧操（必须在健身教练的指导下）等。这类运动的优点是：全身都得到锻炼，不容易受伤，可以一直进行到临产前。

以下是一些可能会对准妈妈造成伤害的运动方式：

（1）任何有可能摔倒的运动，如滑冰。

（2）激烈对抗的运动，如篮球和排球。

（3）任何可能伤到腹部的运动，如包含有身体挤压和急速变换方向动作的运动，需要大幅度奔跑跳跃的运动。

（4）任何在进行过程中需要屏息的运动。

（5）深屈膝，双抬腿或伸展身体并跳跃的运动。

（6）需要背部或右侧身体着地3分钟以上的运动（怀孕3个月以上的准妈妈尤应避免）。

（7）直立扭腰运动。

（8）在湿热环境中的运动。

（9）长时间不运动后，忽然高强度大密度的运动。

饮食营养

22 有益于孕妇营养的食物有哪些？

怀孕后，孕妇生理上发生了一系列变化，对营养的需要增加。胎儿的发育需要营养，胎儿附属物，如胎盘、胎膜、脐带等需要营养；母体子宫的增大需要营养，为维持母体健康也需要营养，还要为分娩和哺乳期储备能量和营养物质。因此，孕妇的营养对母婴的健康非常重要。营养的好坏，直接影响胎儿的生长与脑细胞的发育。营养充足，孕妇全身情况好，胎儿发育也好；孕妇营养不良，会使胎儿发育不良，导致胎儿出生时体重低、智力低下、发育迟缓，严重者还会流产、早产、死产及胎儿畸形等。孕妇除了摄取自身所需的营养外，还需摄取腹中胎儿所需的营养，“一个人吃，两个人用”的说法不无道理。要想使母婴健康，尤其想要获得一个健壮、聪明的孩子，孕妇需要充足的营养。适于孕妇的食物有如下几种：

（1）蛋白质 蛋白质是直接组成肌肉、血液等的基本物质。妊娠期每天需要优质蛋白质85克左右（非妊娠期为60克），才能满足孕妇的需要。如果蛋白质不足，易使孕妇体力衰弱、胎儿生长和智力发育迟缓，产后体力恢复迟缓，乳汁稀少，对母婴身体有不良影响。优质蛋白质主要来源于动物性蛋白质，如肉、蛋、鱼、奶及植物蛋白质（豆类、谷物等），但在人体内动物蛋白质比植物蛋白质的吸收利用率高。

（2）脂肪 能供给较多的热量，是组织器官分化的必需物质之一。孕妇每日所需脂肪以60克左右为宜(非妊娠期约50克)。动物实验发现，无脂或低脂饲料可使子代病死率增高。脂肪主要来自豆油、菜油、花生油、香油、核桃、芝麻等植物性脂肪与猪油、肥肉、奶油等动物性脂肪。但脂肪太多会导致肥胖。

（3）糖类 糖类主要来自面粉、大米、玉米、土豆、白薯等，是产生热量的主要来源。平均每天主食（谷类）400～450克即可满足需要。胎儿体内糖类由母体提供，若胎儿体内糖的比例失调，有可能发生先天畸形。

（4）无机盐(含微量元素) 主要是钙、铁、钠及锌、碘、铜等。孕妇严重缺钙或缺钙时间过长，则胎儿不能正常发育及骨化。孕妇缺铁，可导致婴儿先天性贫血。钠与骨骼形成有关，低钠可使动物子代死产数目增加。孕早期母亲缺锌，其婴儿的畸形率增高。孕妇缺碘，可导致婴儿智力低下。铜缺乏或铜代谢紊乱，可能造成胎儿脑组织的损害。孕妇需要钙量明显增加，牛奶及鱼含钙高，最好每天喝250～500毫升牛奶，或服钙制剂补充。孕妇对铁的需要量也增加，应多食含铁丰富的猪肝、瘦肉、蛋黄、胡萝卜等。钠过多过少都不相宜，一般自日常饮食中摄入即可。海味中含碘多，动物性食品以及谷类、豆类和蔬菜等均含有较丰富的铁、锌、铜等。通常，只要正常进食，一般不会发生无机盐缺乏，关键是孕妇不要偏食、挑食。

（5）维生素类 维生素是维持机体正常功能所必需的营养要素，缺乏维生素会引起代谢紊乱。维生素在各种食品中的含量均较丰富，如蛋、肉、黄油、牛奶、豆类及各种蔬菜、水果。只要不偏食、不厌食，一般不会发生维生素缺乏。

其实，并非一定要吃大量的鸡、鸭、鱼、肉才算加强营养，孕妇只要做到不偏食、挑食，粗细、米面、荤素搭配，饮食多样，蔬果兼有，按时按量进餐，是能够满足营养需要的。不宜盲目服用补药、补品，以免破坏营养物质的平衡而有害无益。具体做法是：①多食粗粮，少食精米、白面，玉米、小米等所含维生素和蛋白质比大米、白面高；②多吃新鲜蔬菜和瓜果，蔬菜瓜果富含维生素A、维生素C、钙、铁等；③多吃豆类、花生和芝麻酱等，其含丰富的蛋白质、脂肪、维生素B、维生素C、钙、铁等；④多吃鱼、肉、蛋、奶等，可供给大量的蛋白质、钙、磷等。

正常情况下，孕妇每日食用大米、面粉200克，粗粮200克，肉类或鱼类100～200克，鸡蛋1～2个，豆浆或牛奶250克，豆制品50～100克，新鲜蔬菜500～700克，虾皮或紫菜10克，糖25克，植物油25克，再适量吃些水果，就可以满足自身和胎儿的营养需要。

23 孕妇宜食哪些食物?

孕妇均衡饮食很重要，单项食物是无法包含一切营养素的，必须食用各种食物，保证食品多样化，才能起到互补作用，保证在孕期所需的营养。不同食物含有不同的营养素，孕妇如何选择食物，宜食哪些食物呢？下面介绍孕妇宜食、多食的食物。

（1）宜食鱼、肉、蛋类、大豆及其制品 蛋白质是维持生命与构成身体组织所必需的物质，蛋白质不足，可造成孕妇从怀孕、分娩到分泌乳汁一系列过程的营养缺乏，可使胎儿生长发育低下，体重偏轻，智力发育不良；严重者可影响婴儿的神经、心理功能，如表情淡漠、不爱说话、不爱动、不爱笑、对环境刺激无反应或反应慢等。因此，孕妇的膳食中要有充足的蛋白质，应比平时增加15~25克。孕妇除食用适量的谷物食品外，每日的食品中最好有1~2个鸡蛋，250~500克牛奶，50~100克瘦肉，100克豆制品。大豆和肉类（牛、羊、猪、鸡、鱼等）食品是蛋白质、脂肪、无机盐类（尤其是磷和铁）、维生素B_1、维生素B_2的来源；豆类制品包括酱油、豆腐、甜豆、豆皮、豆浆、黄豆油等。孕妇应多吃瘦肉（牛、羊、猪、鸡、鱼等动物）、鸡蛋、奶类、鱼类、虾、肝肾等动物性食品以及豆类及其制品，以满足蛋白质的需要。另外，核桃、花生及有根茎的蔬菜也含有丰富的植物蛋白质，孕妇应适量食用。为满足怀孕期铁需要量的骤增，孕妇应多吃瘦肉、肝脏和动物血。

（2）宜食动、植物油 脂肪不足，会使胎儿发育不良。油类脂肪含量多，奶油、花生油、鱼肝油、香油等，均为脂肪和维生素A、维生素D的主要供给来源。

（3）宜食谷类、芋头类 热量不足容易引致孕妇中毒、早产及胎儿先天畸形。米、面包、面条、米线及其他各种壳类和芋头、马铃薯等均提供热能，并含有丰富的维生素B_1、维生素B_2。

（4）宜食海藻、乳制品等 钙质不足，使胎儿不能正常发育及骨化，致胎儿骨骼发育不良，易使婴儿牙齿生长缓慢以及牙疾的发病率增高。碘能促进胎儿正常生长发育。海带、裙带菜、小鱼、虾、虾皮、牛乳及乳制品，均为钙和维生素的丰富来源，海藻类除了含有钙、维生素A、维生素C之外，还含有丰富的碘。

（5）宜多食蔬菜和适量水果 大多数维生素参与体内酶系统中辅酶的形成，在调节物质代谢过程中起重要作用，是胎儿生长发育必不可少的物质。胎儿自身不能合成维生素，必须由母体提供。维生素A有促进胎儿生长发育的作用，缺乏可导致胎儿角膜发育不良，过量则使子代的神经管畸形增多。维生素D能帮助肠道吸收大量的钙和磷，维生素D缺乏，可导致死胎、胎儿先天性佝偻病及婴儿期易患龋齿，而过量可导致婴儿先天性心脏病及高钙血症。维生素K缺乏，可导致胎儿骨骼发育异常及出血性疾病。维生素C可预防坏血病及增强机体抵抗力、加强铁的吸收，维生素C缺乏可使胎儿易患先天性坏血病、先天性心脏病及神经器官缺陷。B族维生素有预防流产、早产、脚气病、神经炎的作用，减轻早期妊娠呕吐，帮助消化，增强食欲。维生素B_2缺乏，可导致早产及死胎；维生素B_{12}缺乏，与无脑儿的发生有关；维生素B_6与蛋白质、脂肪代谢密切相关。叶酸维持胚胎正常发育，叶酸缺乏或代谢异常，与神经管畸形及骨骼畸形的发生有关。维生素A主要来源于动物肝脏、鱼类、乳类和禽蛋类，还有绿、红、黄等颜色深的蔬菜，如菠菜、芹菜、甜菜、芜青、红萝卜、南瓜以及萝卜、番茄、丝瓜、洋葱等，均富含维生素A和维生素C、钙、铁、磷和蛋白质等。新鲜蔬菜和水果为维生素C的主要来源，水果则以橘、橙含维生素C最多。但蔬菜烹饪时间过长会破坏维生素C，须特别注意。维生素B(以B_1、B_2为主)主要来源于各种谷类、豆类、动物内脏、瘦肉及蛋类、花生及芝麻酱也可提供丰富的B族维生素。维生素D来源于药物及晒太阳经体内转化生成。

吃水果要适量。很多孕妇认为，多吃水果可增加营养，不会发胖，生出的孩子皮肤细腻白嫩。其实，水果中的90%是水分，另外含有果糖、葡萄糖、蔗糖和维生素。这些糖类很容易被消化吸收，果糖和葡萄糖经代谢还可转化为中性脂肪，不但会促使体重迅速增加，而且易引起高脂血症。所以孕妇每天食用水果不应超过300克，而且应在饭后吃，以免影响食欲，最好削皮生吃，以防果皮中残留的农药；水果切开后应马上食用，以免长时间与空气接触使维生素C受到破坏。贫血的孕妇不要多吃石榴、杏子等水果。

（6）宜食鹌鹑肉、鹌鹑蛋 鹌鹑肉、鹌鹑蛋所含的蛋白质比鸡肉、鸡蛋高；所含维生素A、B、C、E、K等比鸡肉鸡蛋中各种相应维生素高出1～3倍。鹌鹑蛋中还含有丰富的神经系统发育不可缺少的卵磷脂，鹌鹑肉含脂肪少、胆固醇低，因此很适合于孕妇、产妇、婴幼儿食用。

（7）宜饮用酸牛奶 酸牛奶营养丰富，对孕妇、产妇都适宜。

（8）宜食富含铁的食物 许多青菜、瘦肉、蛋类、胡萝卜、红枣、花生以及动物肝、肾等都含铁较多。

（9）多吃嫩玉米 嫩玉米粒的胚乳中，含有丰富的维生素E，有助于安胎，以防习惯性流产、胎儿发育不全等；嫩玉米中所含维生素B_1，能增进食欲，促进发育，提高神经系统的功能，使胎儿大脑发育更加完善；嫩玉米中还含有丰富的维生素B_6，可防止妊娠呕吐、食欲不振，促进胎儿良好发育。

（10）多吃植物油 人体缺乏脂肪酸，可引起皮肤粗糙、头发易断、皮屑增多等，婴儿则易患湿疹。科学研究

表1　通常情况下，孕妇所需的主要营养、作用及其来源

营养名称	主要作用	富含该营养的食物
蛋白质	促进细胞分裂和造血	瘦肉、鱼类、家禽肉、鸡蛋白、豆类、花生油、豆腐
碳水化合物	提供日常活动所需能量	米、面、五谷杂粮、土豆、水果、蔬菜
钙	保持骨骼和牙齿坚硬，肌肉收缩、神经运动	牛奶、奶酪、酵母乳、鱼骨、沙丁鱼、菠菜
铁	产生细胞（防止贫血）	红色的瘦肉、菠菜、富铁面粉
维生素A	皮肤发育与生长，保持视力，骨骼生长	胡萝卜、深绿色蔬菜、甜菜
维生素C	坚固牙龈、牙齿和骨骼，协助吸收铁物质	柑橘、椰果、西红柿、果汁
维生素B_6	制造细胞，吸收蛋白质、脂肪和碳水化合物	猪肉、火腿、香蕉
维生素B_{12}	制造细胞，保持神经系统健康	肉类、鱼类、家禽肉、牛奶
维生素D	强化骨骼和牙齿，协助吸收钙物质	面包、五谷杂粮、强化奶
叶酸	协助造血和产生蛋白质，促进酶运动	绿叶蔬菜、深黄色水果和蔬菜、豆类、坚果
脂肪	储存能量	肉类、奶类、坚果、植物油、动物油
纤维素	细胞生长和分裂，肌肉生长和运动	水果、蔬菜、五谷杂粮

证实，人体所必需的脂肪酸，如亚油酸、亚麻酸和花生四烯酸等，主要存在于植物油中，动物油中含量极少。为预防婴儿患湿疹，孕妇应多吃植物油，但不要偏吃素食。临床发现缺乏牛磺酸的新生儿出生后会患严重的视网膜退化症，个别的甚至会失明，而动物性食品中大多含有一定量的牛磺酸。含牛磺酸较多的食物，如鲜肉、鲜蛋、牛奶、小虾等。

24 孕妇应禁忌哪些食物?

食物种类很多，不同的食物含有不同的营养成分，但是对孕妇来说，有些食物应少吃，有些食物不能吃，那么哪些食物应少食、忌食呢?

（1）少食甜食、油腻食和速食 孕妇应少吃甜食及不易消化的油腻荤腥食物，少吃咸肉、火腿、咸鸭蛋、榨菜及雪里蕻等。甘甜肥腻的食物不易消化，容易损伤脾胃，应忌食。饮食不宜过咸，但也不必忌盐，可按常人习惯进食，但若孕妇除下肢水肿外，还伴有高血压、蛋白尿等症状，则应严格限制食盐摄入，轻者每天5克以下，重者每天2克以下，以免过多钠在体内潴留而加重病情。

（2）禁食刺激性食物 如浓茶、浓咖啡、辣椒等，这些食物对胎儿及孕妇都是害多益少。尤其要禁饮咖啡，因咖啡本身无营养价值，仅有轻微提神作用，晚上饮用浓度高的咖啡，会增加排尿次数，影响睡眠，间接对胎儿发育产生不良影响；咖啡喝得太多，会使血液中的中性脂肪增加，造成动脉硬化。国外最新研究发现，喝咖啡的妇女患胰腺癌的危险性比一般人大。香辛调味料，如芥末、辣椒、姜、胡椒、咖喱等，能刺激味觉，增进食欲，但营养价值小，不宜多吃。辛辣食物（包括炙烤食物）属热性，助湿热，若孕妇湿热内盛，会造成胎热、胎毒，小儿出生后体质弱，易生病。而当妊娠合并水肿时，切忌食用香辛食物，以免刺激心脏，造成不良后果。

（3）少吃山楂食品　山楂对孕妇的子宫有兴奋作用，可促使子宫收缩，若孕妇大量食用山楂食品，有可能刺激子宫收缩，甚至导致流产。因此，孕妇千万要注意，山楂及其制品，如山楂糕、山楂条等不要多吃。尤其有自然流产史或怀孕后有先兆流产症状的孕妇，更要忌食山楂食品。但是分娩后，可多吃山楂及其制品，有助于产妇子宫收缩，促进恶露排出和产褥期的恢复。

（4）忌食方便食品　过分依赖方便食品，尤其是怀孕前3个月，易导致孕妇营养不良而直接影响胎儿的生长发育；还可影响胎盘及其血管，致使出生后的婴儿体重不足。因方便食品虽然有足量蛋白质，但缺乏必要的构成胎儿血管和神经等细胞的多种不饱和脂肪酸，严重缺乏脂肪酸会影响胎儿的发育。所以，孕妇在调剂饮食时，不要仅图方便，还要制订出丰富多样的食谱。

（5）不要常食罐头食品 罐头食品在制作、运输、保存过程中若消毒或密封不严，难免会受到细菌污染，细菌在罐头内生长繁殖时，可产生有害的毒素，孕妇误食后可发生食物中毒，严重危害胎儿安全。因此，为了母亲健康和胎儿安全，孕妇应选择新鲜的鸡、蛋、鱼、肉和蔬菜水果等食用。

（6）不宜多吃菠菜 菠菜的主要成分是草酸，而草酸对锌、钙等微量元素有很大的破坏作用，严重影响人体对锌、钙等的吸收利用。一旦人体缺锌、缺钙，可出现食欲不振、味觉下降，导致胎儿骨骼发育不良，出生后牙齿生长迟缓，儿童可能发生佝偻病，胎儿畸形率增高等。过多食用菠菜，必将引起体内缺钙、缺锌，所以孕妇不宜过多食用菠菜。

（7）少食火锅 火锅原料大多为羊肉、牛肉、猪肉，甚至狗肉，这些肉片中可能含有肉眼看不见的弓形虫幼虫。据调查，羊群中弓形虫的感染率为61.4%，猪为20.6%，牛为13.2%，这些受感染动物的肉内必含有弓形虫幼虫。在火锅中涮肉，一般不能杀死肉内的幼虫，当孕妇吃了含有弓形虫幼虫的肉片后多无明显不适，但幼虫可穿过肠壁进入血液向全身扩散，而且可通过胎盘感染胎儿，严重者发生小头、大头（脑积水）、无脑儿等畸形。因此，怀孕的妇女不应食用或少食用火锅，即使食用，一定要煮熟煮透了才能吃。

（8）慎食桂皮、八角和花椒等 研究发现，桂皮、八角和花椒等调味品可能含有突变型诱变物，这种诱变物能改变正常人体组织细胞的遗传功能，有一定的诱变性和毒性，对人体健康不利。因此，孕妇应慎用或不用。

（9）少吃炙烤油炸食物 ①炙烤油炸食物（指煎炒、油炸、火烤的食物）较难消化吸收，易导致食欲不佳；②炙烤食物可助长人体湿热，不利于胎儿生长发育；③食用油炸食物易发生便秘，严重者可引起便后出血；④油炸食物中的维生素和其他营养成分受到较大破坏，且含较多脂肪，孕妇摄入过多的脂肪，会使胎儿大脑沟回减少，造成胎儿智力发育迟缓。食品科学家们认为，一些反复加热、煮沸、炸制食品的食油内可能含有能致癌的有毒物质，用这种油炸制的食品带有有毒物质，经常食用，有害于孕妇和胎儿；油条含有明矾，明矾的化学成分是钾铝矾，体内摄入过多的铝会引起脱发、记忆力减退等，对孕妇和胎儿的健康都不利。总之，孕妇应少吃油炸食品为好。

（10）少食酸性食物 实验证明，酸性食物和酸性药物是致畸胎的元凶之一。因此，在妊娠的最初半个月左右，应不食或少食酸性食物或含酸性的药物。

表2 孕妇禁食与宜食的食物

种类	禁忌食物	宜食用食物
调味品	调味汁，成黄瓜、芥末、罐头、洋葱、蛋黄酱、装冲汤料	开胃品、调味品、无盐芥末、辛辣作料、新鲜蔬菜汤
淀粉食物	面饼、面包、饼干、糕点制品、咸花生米	自制面粉成品、米饭、不含化学酵母的自制食品
肉鱼蛋	咸、干、熏腌成的肉和鱼、腌鸡蛋、加工后的肉类、火腿、猪肉冻、蛋粉、甲壳类、贝壳类动物	鲜肉或速冻肉、鲜蛋、鲜鱼、速冻鱼
蔬菜水果	水果罐头、蔬菜罐头、腌酸菜	新鲜或煮熟的蔬菜、水果、鲜果汁
乳制品	可可奶、发酵干酪、咸黄油、甜炼乳	普通牛奶、酸奶、鲜干酪、鲜奶油
油脂	人造奶油、熟猪油、肥肉	食油、黄油
甜食	果酱、糖果、甜食罐头、甜食制品	不加盐的自制果酱、蜜、食糖
饮料	椰子水、化学酵母、充气饮料	自来水、鲜果汁、矿泉水

25 孕妇适宜喝茶吗？

茶叶是一种优质饮料，它含有茶多酚、芳香油、矿物质、蛋白质、维生素等上百种营养成分。孕妇如能每天喝3～5克茶，特别是淡绿茶，对加强心肾功能、促进血液循环、帮助消化、预防妊娠水肿、促进胎儿生长发育是大有好处的。

绿茶含锌量极为丰富，而红茶和咖啡的浸出液中锌含量甚微。锌元素对胎儿的正常发育至关重要。但是，孕妇如果喝茶太多、太浓，特别是饮用一些浓红茶，对胎儿就会产生危害。因为茶叶中含有2%～5%的咖啡因，每500毫升浓红茶水大约含咖啡因0.06毫克，如果每日喝5杯浓茶，就相当于服用0.3～0.35毫克咖啡因。

咖啡因具有兴奋作用，饮茶过多会增加胎动，甚至危害胎儿的生长发育。

另外，茶叶中含有多量的鞣酸，鞣酸可与食物中的铁元素结合成为一种不能被机体吸收的复合物，为避免影响对铁的吸收，孕妇不妨在饭后或服用铁制剂60分钟后再饮用。孕妇如果过多地饮用浓茶，还有引起妊娠贫血的可能，也将给婴儿造成先天性缺铁性贫血的隐患。

26 孕妇不适宜喝哪些饮料？

（1）碳酸饮料 ①高糖高酸，营养价值不高，最好不要喝；②不利于控制体重；③怀孕后不要喝凉的东西；④放有山梨酸钾、苯甲酸钠之类的防腐剂对胎儿不利。

（2）瓶装果汁 不要喝瓶装果汁，因瓶装的含防腐剂、甜蜜素等不利于健康，最好喝鲜榨果汁。

（3）咖啡 一杯咖啡中含有100～150毫克咖啡因。国外资料认为，咖啡因有造成胎儿指趾畸形、腭裂和其他畸形的危险。妇女在妊娠期每天喝8杯以上的咖啡或浓茶，与婴儿的先天性畸形有密切关系。尽管其致畸作用尚有待证实，但为了孩子的健康，孕妇最好不要喝咖啡，也不宜喝浓茶。

27 孕妇适宜每天喝蜂蜜吗？

孕期是胎儿大脑发育的重要阶段，孕妇的膳食一定要保证营养均衡全面，粗细荤素搭配合理。日常饮食应该注意多样化，不可偏食，除每餐摄取足量的蛋白质、脂肪、糖类、碳水化合物、矿物质、维生素以外，孕妇宜适量食用蜂蜜。

蜂蜜是天然的大脑滋补剂。因为在所有的天然食品中，大脑神经元所需要的能量在蜂蜜中含量最高。蜂蜜中富含锌、镁等多种微量元素及多种维生素，可益脑增智、美发护肤。

蜂蜜具有高度的平衡营养和生物效应。素有“长寿食品”之美称。孕妇每天在上午、下午的饮水中各放上数滴蜂蜜，可以有效地预防妊娠高血压综合征、妊娠贫血、妊娠合并肝炎等疾病。同时，蜂蜜缓下通便，能有效地预防便秘及痔疮出血。

孕妇睡前饮一杯蜂蜜水，有安神补脑、养血滋阴之功效；能够治疗多梦易醒、睡眠不香。冬天很容易出现咽唇干燥及肺热咳嗽，可以用大雪梨1个，挖去核后与50克蜂蜜同炖，连服5～7天可获食疗佳效。如果用蜂蜜调匀适量面粉涂在面部及手背上，还有滋润皮肤、养颜美容之功效。

现代医学临床应用证明，蜂蜜可促进消化吸收、增进食欲、镇静安眠、提高机体抵抗力，对促进婴幼儿的生长发育有着积极作用。另外，蜂蜜可润滑肠道，使大便通畅。

28 孕妇宜用和忌用哪些饮料？

孕妇必须保证每天摄取足够的水，才能满足孕妇自身及胎儿的需要，避免妊娠期常见的泌尿系统疾病。孕妇饮用液体量应根据季节和气候而定，一般应每天饮用1～1.5升水或饮料。

（1）节制冷饮 孕妇在妊娠期间，由于孕激素增多，胃肠黏膜娇嫩，对冷热的刺激非常敏感，多吃冷饮会使胃肠血管突然收缩，胃液分泌减少，消化功能降低，从而引起食欲不振、消化不良、腹泻，甚至引起胃痉挛，出现剧烈的腹痛；孕妇的鼻、咽、气管等呼吸道黏膜往往充血、水肿，如果贪食冷饮，则充血的血管突然收缩，血流量减少，可致局部抵抗力降低，使潜伏在鼻腔、口腔、咽喉、气管的细菌与病毒乘虚而入，引起咽痛、声嘶、咳嗽、头痛等，甚至会引起上呼吸道感染或诱发扁桃体炎。有人发现，腹中胎儿对冷的刺激很敏感，当孕妇喝冷水或吃冷饮时，胎儿会在子宫内躁动不安、胎动频繁。因此，孕妇一定要节制冷饮。

（2）宜饮用动物奶 孕妇适宜饮用各种动物奶，或食用添加有锌、钙、铁、碘及多种维生素的奶粉。

（3）适量饮用鲜果汁 鲜果汁可以适量饮用，因糖分过多，可能会引起发胖。

（4）忌浓茶或浓咖啡 孕妇不宜喝浓茶、浓咖啡，汽水等充气饮料也宜少饮或最好不饮。

（5）忌饮“可乐”类饮料 孕妇不可饮用“可乐”

类饮料，因为可乐类饮料含有咖啡因，咖啡因能引起遗传性疾病，还可能破坏人类细胞的染色体。动物实验证明，给孕鼠喂食咖啡因可使仔鼠发生腭裂、趾或脚畸形；咖啡因可诱发受试动物的子代出现脊柱裂、无下颌、无眼、骨化不全等现象。

婴幼儿对咖啡因尤为敏感，故哺乳期应慎食咖啡因类饮品，因咖啡因可能随乳汁分泌，间接损害婴幼儿健康。

（6）宜用保健饮品 孕妇应饮用健康饮品，从饮品中补充大量的营养成分，对保障母婴健康是非常必要的。下面介绍几种保健饮品，美味可口，营养丰富，且制作方便。

29 如何自制孕妇适宜的饮料？

（1）葡萄柠檬汁

用料：葡萄一串，梨1／4个，胡萝卜1／4个，柠檬1个。

制法：葡萄洗净、去蒂，其他果料洗净，切成小块，同葡萄一起放入榨汁机榨汁即可。

作用：富含维生素A、维生素C，可增强母体免疫力，宜于早孕期间饮用。

（2）柠檬汁

用料：荸荠50克，柠檬1个，水1000克。

制法： 荸荠去皮切片，柠檬切开，加水共同煎煮即可。

作用： 柠檬具有安胎作用，并富含维生素C和果酸，可开胃消食，增进食欲。

（3）柠檬草莓汁

用料：苹果1/4个，草莓10个，鲜牛奶100克，柠檬2个。

制法： 苹果去皮、核，切碎；将草莓、苹果块一起放入榨汁机榨汁；柠檬切圆片，放入榨汁机榨汁；牛奶煮开，晾凉，然后将牛奶、草莓苹果汁混合，再加入柠檬汁，混合均匀即可。

作用： 酸甜可口，营养丰富，可使胎儿皮肤白嫩。

（4）葡萄汁

用料：水500克，葡萄30克。

制法： 葡萄洗净、捣烂，加水煎汁，过滤后即可。

作用： 葡萄有安胎、益气、养胃的功效，本饮品最适用于胸腹胀满、食欲欠佳的孕妇。

（5）桃仁粥

用料： 桃仁15克，粳米1000克，水1000克。

制法： 桃仁碾压成泥状，加水研成汁，过滤后去渣，再把桃仁汁与粳米混合，加水后煮粥即可。

作用： 活血化瘀，对产后腹痛有治疗作用。

（6）火龙果雪梨汁

用料：火龙果1个、雪梨2个。

制法：火龙果取果肉，雪梨去皮去核后鲜榨成汁，混合饮用。

作用：火龙果可促进肠蠕动、消肠、通便三功效，有丰富的维生素C和膳食纤维；雪梨除烦解渴、清肺润燥。

（7）西红柿木瓜蜜汁

用料：西红柿、木瓜、蜂蜜或冰糖水

制法：西红柿和木瓜按5∶8比例鲜榨成汁，加入适量蜂蜜或冰糖水后饮用。

作用：西红柿富含维生素C、胡萝卜素、蛋白质、微量元素等，酸甜可口，有美容健身之效。

此款果汁可以促进孕妈妊娠期的营养代谢平衡。

30 孕妇能不能饮酒？

在古代，人们依靠喝大量的酒来达到安胎的目的，在安胎药中，含有极少量的酒精成分，但到底孕妇能不能饮酒？饮酒之后对胎儿有何影响呢？

专家表示，怀孕前14周，孕妇是不能喝酒的；14周之后，每天如果喝超过两小杯38度的白酒，会引起胎儿异常、智障或脸部外形的改变。具体而言，孕妇喝酒会出现以下问题：

（1）过敏 怀孕期间因为荷尔蒙的作用，孕妇皮肤较干燥，容易出现过敏现象，酒精中的组成物质会加剧过敏的发生，造成妊娠不适。

（2）增加新陈代谢 准妈妈因为身体的内部变化，新陈代谢旺盛，再加上喝了酒，会加速人体的血液循环，准妈妈更容易出汗、尿频。

（3）容易跌倒 因为神经感觉变迟钝，反应也跟着变慢，加上孕妇体积变大，行动本来就比较迟缓，容易发生跌倒，喝了酒走路跌跌撞撞，更会提高孕妇跌倒的几率。

（4）伤胃 酒喝多了，容易引起宿醉，也会引起呕吐，呕吐的次数多了，给胃肠造成很大的负担。

（5）酒精中毒 孕妇如果长期大量饮酒，不仅伤害自身，而且危害胎儿，引发流产或胎儿异常。

（6）营养不足 饮酒会引发食欲不振，影响孕妇的营养吸收，阻碍胎儿成长。

孕妇不宜饮酒，即使是少量饮用，也会延缓胎儿的发育，增高自然流产率，减轻胎儿出生时的体重，甚至使胎儿异常。一位瑞典眼科医生经过大量观察和长期研究指出，孕妇饮酒不仅有损胎儿视力，而且还会出现“胎儿酒精综合征”，使胎儿发育迟缓、面容丑陋、智力低下。

有人认为，胎盘既然可以保护胎儿，不受体内其他病毒和细菌的感染，那么也就可以抗御酒精对胎儿的毒害作用了。这种貌似合理的逻辑，其实是错误的。因为任何微量的酒精，都能毫无阻挡的通过胎盘进入胎儿体内，并且一点也不比母体其他部位分布的少。

孕妇饮酒后，容易造成胎儿面容畸形，例如眼皮不正常、鼻子扁平、内侧眼角皮外翻、脸蛋扁平且窄小、鼻沟模糊、上嘴唇厚且紧、下巴短等先天性畸形。这种受酒精毒害造成面部发育不健全的儿童，约占饮酒母亲所生子女的1/3。

孕妇饮酒后，容易造成子女智商低，反应迟钝，甚至成为白痴。而且孕妇有饮酒嗜好的，其婴儿死亡率高，最严重的死亡率为5.05%。

孕妇饮酒所导致婴儿心脏病约占心脏病儿童的30%。在西方，由于孕妇疯狂喝酒，致使婴儿生下来就夭折者已屡见不鲜。

孕妇饮酒的危害，应该引起人们的重视。为了保障儿童的正常发育，健康成长，请孕妇不要饮酒。

31 孕妇可以吸烟吗?

肯定地说，孕妇吸烟对胎儿的健康是不利的。这是因为烟草中含有1200多种有毒物质，除大家所熟知的尼古丁外，还有氢氰酸、氨、一氧化碳、二氧化碳、吡啶、芳香族化合物和烟焦油等。

首先，这些有毒物质可以随着烟雾被吸收到母体血液中，使母体内的血氧含量降低。同时，胎盘血中的氧含量也随之减少。这样，由于胎儿缺少氧气，造成生长发育缓慢，或所生婴儿体重低于2500克的是不吸烟妇女的两倍。这些儿童不仅体质弱，个子比一般孩子矮，而且智力发育差，出生后一年内患严重疾病的危险性大，死亡率高。英国国家儿童局最近报告，妇女在妊娠期吸烟会使孩子智力发育缓慢一直持续到19岁。近年来的不少研究还表明，吸烟的母亲比不吸烟的母亲较易发生流产、早产和死产。所生婴儿中，发生先天性畸形的概率也较高。

其次，吸烟对胎儿有直接作用，能加速胎心率和减少呼吸运动。烟内的尼古丁和其他毒物还能通过血液渗入胎盘，输送给胎儿，甚至给功能还不完善的脏器造成损害。孕妇吸烟不但给胎儿造成很大的伤害，对自己的身体也十分不利。有人报告吸烟的孕妇在临产时出现胎盘早剥、出血、早破水等合并症比正常产妇高1～2倍。

32 准妈妈如何喝孕妇奶粉？

怀孕以后，准妈妈的身体和心理都要经受一场考验，有些准妈妈因为妊娠反应，吃不下任何东西，但是又怕不吃东西造成宝宝营养不够，出生后不够健康。针对这种情况，孕妇奶粉就成了一个很好的选择。

孕妇奶粉因为包含有促进孩子成长的营养成分，成为准妈妈孕期的重要营养来源之一。即使是膳食结构比较合理、平衡，但有些营养素只从膳食中摄取，还是不能满足孕妇身体的需要，如钙、铁、锌、维生素D、叶酸等。而孕妇奶粉中几乎含有孕妇所需要的所有营养素。

市面上孕妇奶粉品牌众多，所含成分也各不相同。有的含有脂肪，有的含糖，有的则含有叶酸或者其他营养素。准妈妈在挑选的时候，应该看清楚每种品牌所含有的成分，了解清楚奶粉的特点，根据自身的需要来选择合适的奶粉，比如孕妇缺钙就选择含钙的奶粉。这样，才能够补充自己所缺的营养素。

一般来说，孕妇奶粉的产品说明上都会建议准妈妈每天喝1~2杯。准妈妈不要擅自增加饮用量，否则容易造成某些营养元素摄入量超标，反而对健康有害。如果想通过喝孕妇奶粉多补充水分，不妨每次将奶粉少放一些，多加些水，冲得淡一点、稀一点，这样，每天就可以多喝几杯了。虽然孕妇奶粉中所含的各种维生素和矿物质，基本上可以满足孕妇的营养需要，但由于每个人的饮食习惯不同，膳食结构也不同，所以对于营养素的摄入量也不完全相同。最好在营养专家或医生的指导下做一些恰当的增减，以免某些营养素过量，甚至引起中毒。孕妇奶粉的配方只是针对大多数准妈妈的，如果是贫血、缺钙严重的孕妇，还应该针对身体状况，按照医生的建议补充铁剂和钙等。并且保证所有营养元素的服用量都在安全范围之内。需要注意的是，严格按照孕妇奶粉的说明饮用，基本上可以满足准妈妈对大多数营养元素的需求，如果同时服用多种维生素，会造成一些营养成分摄入过量。而某些营养元素如果长期过量摄入，会对胎儿和准妈妈的健康产生不良的影响。例如，如果维生素A过量，严重的会导致胎儿畸形。

33 孕妇只能喝牛奶，不能喝酸奶吗？

牛奶和酸奶其实可以互补，只要不是妊娠反应过大的孕妇，两者交替着喝补钙效果更好。

牛奶本身含钙丰富，且容易被机体吸收。因此，营养专家推荐，孕妇最好每天喝250～500毫升牛奶，以满足孕期对钙需求量的增加。而酸奶是鲜奶经过乳酸菌发酵制成的，在营养价值上不仅和鲜牛奶一样，还有抑制腐败菌繁殖、减少腐败菌在肠道中产生毒素的作用。此外，孕妇在怀孕期间容易便秘，酸奶中的益生菌则可以缓解便秘，增加对营养的吸收。从这个意义上说，酸奶显然还具有一定的优势。

在妊娠中后期，孕妇每日需要的钙又有所提高，所以建议在选择奶制品时，最好是牛奶和酸奶交替喝，这样对补钙可起到更佳的效果。

但需要提醒的是，由于酸奶的pH值较低，某些孕早期反应强烈的孕妇，可能出现泛酸情况，这时就要适当避免了。

34 孕妇出现早孕反应怎么办？

怀孕以后，由于胚胎、胎儿的发育，孕妇体内会产生一些生理变化，其中之一就是早孕反应。

大约有半数的孕妇在停经6周左右，会出现早孕反应，表现为头晕、乏力、倦怠嗜睡、喜酸味、食欲不振、偏食、恶心、呕吐等。早孕反应有轻有重，表现不一。大多数孕妇喜欢吃酸味食物，厌油腻荤腥，有的人一闻腥味或其他特殊气味就会吐，恶心呕吐一般在清晨起床、空腹时发生，有的一天可反复多次。

早孕反应是正常的生理性妊娠反应，一般在妊娠12周（3个月）左右就会自然消失，不需要特殊治疗。至于孕妇本身，不要精神过于紧张，不要因为担心胎儿的营养不足而过于勉强地大量进食。

除此之外，还发现那些心情不开朗、爱生闷气和体质较差的妇女，都表现出较严重的妊娠期反应。所以，应从以下几个方面多加注意。

（1）加强孕前身体素质的锻炼，特别要培养不挑食的习惯。因为体质差的人，环境稍微一变，就会因为不适应而生病。

（2）保持心情舒畅，要明确这些反应不是病。可采取转移注意力的办法，如同丈夫一起去看电影，去朋友家做客，逛公园、观花赏景，以减轻妊娠期反应。同时，坚持进食，牢记吃饭是为了孩子的健康发育。

（3）在饮食上注意搭配，如少吃油腻荤腥的食品，以清淡口味为主，每日少食多餐。

许多初孕者早上刚起床就感觉恶心或呕吐，这常常是因为空腹的原因。因此孕妇晚上睡觉前可在床头放些爱吃的食物，早上一醒来就放入口中，这样会使恶心得到缓解。

有早孕反应时，爱吃带酸味的食品，可食用一些梅干、橘干等增进食欲；凉的食物容易接受，反应也小，可食用一些凉拌菜，也可将热菜凉一下再端到孕妇面前。要不断地改进饭菜的花样，以增进食欲。

要多食用富含维生素的食品，以防止便秘，因为便秘会加重早孕反应。不断呕吐会造成体内的水分不足，要注意补充，可多吃些水果、蔬菜、牛奶、汤类。

（4）消除对妊娠的心理负担，如对胎儿性别想得太多，担心妊娠、哺乳会使自己的体形发生变化，对分娩过分害怕等。这些都需要丈夫、亲属、医生给予耐心的解释。特别是丈夫，应该体贴关心妻子，劝她进食，多陪她出去散心，对妻子因怀孕反应造成的烦恼多采取谅解、忍让的态度，这都是帮助妻子尽快度过反应期的有效方法。

35 孕期应如何注意饮食？

（1）怀孕第1个月 此时吃的食品应精细熟烂，可多食用大麦粉，副食以酸味为主；少食或不食辛辣腥臊食物。

（2）怀孕第2个月 为防止呕吐，应少食多餐，饮食宜清淡可口，少吃油腻，可适量吃汤菜、稀粥。在起床前可吃些干食，如烤馒头片、饼干等。

（3）怀孕第3个月 宜服雄鸡汤，并比平时稍多吃一些瘦肉、鱼、蛋和大豆制品。也可以在药膳师指导下吃一些安胎药膳。

（4）怀孕第4个月 可多吃些粳米，饮用可调和胎气、清肝养胎的菊花汤。

（5）妊娠第5个月 应加大营养，如多吃些羊肉、牛肉等营养丰富的食物，常吃动物肝脏、血、骨头汤、鱼类和新鲜水果以及海带、紫菜、海米，虾皮、芝麻、花生、核桃等。一般每天至少吃1～2个鸡蛋，50～100克瘦肉，100～150克大豆制品，500克左右蔬菜。

（6）妊娠第6个月 少吃寒凉饮食，宜多吃些粳米粥以及雌乌鸡等。

（7）妊娠第7～10个月 为妊娠后期，胎儿日趋成熟，除注意营养外，还要注意膳食平衡。若胎儿发育较好，孕妇较胖，应稍限饮食，以防胎儿长得过大而难以分娩；若胎儿发育不太好，孕妇体质较差，则应加强营养，吃得更好些。

生活小贴士

养胎安胎常用药膳推荐

（1）当归生姜羊肉汤

用料：当归、生姜各15克，羊肉250克，山药30克。

制用：先将羊肉洗净切块，当归用纱布包好，再将山药、姜片放砂锅内加水适量炖汤，炖化后放入调味品，饮汤食肉。每周3~4次，连用30天。

（2）菊花汤

用料：取乌鸡1只炖汤，加菊花10克，麦冬5克，阿胶9克，党参3克，甘草6克，当归6克，生姜15片，半夏12克，大枣12枚。

制用：煲汤饮用。

（3）糯米养胎粥

用料：糯米100克，炙黄芪30克，红枣5枚。

制用：将黄芪焙干，研细末；将糯米、黄芪药末、红枣置瓦罐内，加清水，先用旺火煮沸，然后改用小火煨60分钟。每日早晚各服1次。

功用：益气养血，补元安胎。适用于气血两虚，体质虚弱的先兆流产孕妇服用。

（4）三味补养鸡

用料：全当归15克，西党参15克，益母草20克，子母鸡1只，生姜末、细盐、葱、料酒等适量。

制用：将3味中药用干净纱布袋包好，扎口；宰杀母鸡，整净，放沸水中烫3分钟，小火煨，至鸡肉全烂时，即可分餐食用。

功用：益气补血，活血化瘀。流产后患者往往身体虚弱，气血双亏，因而应多吃些鸡等补品。本菜谱适用于气血两虚型的流产或小产患者服食。

36 孕妇缺钙怎么办？

孕产妇缺钙的症状有：牙齿松动、腿脚抽筋、水肿、妊娠高血压、胎儿宫内发育迟缓、关节疼痛、无力、乳汁分泌不足、怕风怕冷，严重的还会引起全身关节疼痛、产后骨质疏松。孕产期适量补充钙剂可以预防这些情况的发生。

在胎儿生长发育过程中，孕妇体内的钙会主动经胎盘转运给胎儿。孕妇除了提供给胎儿大量的钙外，由于其自身循环血量的增加，使血钙浓度相对降低，因此容易出现低血钙。机体则从降钙素的变化来保住母体骨钙不被过多地再吸收，因而动用肌肉、结缔组织中的钙，使孕妇出现小腿抽筋、腰腿酸痛、下肢水肿、骨关节痛、倦怠乏力等症状，严重时可出现高血压、骨质疏松、骨软化、牙齿松动等，还可造成难产。

钙是维持神经功能及肌肉伸缩力所必需的元素，正常人血清钙浓度为9~11毫克，低于7毫克时，即可导致神经肌肉应激性增高，而发生小腿抽筋；严重时母体骨骼发生脱钙，使骨骼变得软化，甚至牙齿脱落。胎儿得不到足够的钙，很容易发生新生儿先天性喉软骨软化病，当新生儿吸气时，先天性的软骨卷曲并与喉头接触，很易阻塞喉的入口处，并产生鼾声，这对新生儿健康是十分不利的。更为重要的是，胎儿摄钙不足，出生后还极易患颅骨软化、方颅、前囟门闭合异常、肋骨串珠、鸡胸或漏斗胸等佝偻病。钙平衡试验表明，孕妇只有每日摄入1.5克钙，才能达到平衡。我国膳食中钙的来源不足。因此，在妊娠期间，孕妇要随时注意和检查是否缺乏无机盐（含微量元素），如钙、锌、碘和维生素、叶酸，如果缺乏，则要进行饮食调理和补充，以使胎儿正常生长发育。

胎儿的生长发育、牙齿、骨骼的钙化需要母体供给大量的钙。孕妇发生肌肉痉挛和手足“抽筋”，大都因体内缺钙。为了不影响胎儿及母体健康，孕妇在每日的饮食中应选食含钙丰富的食物，如牛奶、虾皮、海带、大豆、豆腐、银耳、油菜等；骨头含钙最多，烹饪时最好加醋或制成糖醋排骨，使钙易被吸收利用。孕妇应尽量少吃含草酸较多的菠菜、葱头、竹笋等，因草酸与钙可生成难溶的草酸钙，人体无法吸收。若某些地区缺少含钙丰富的食物，孕妇可适当服用乳酸钙或葡萄糖酸钙等钙剂予以补充。为了使游离钙形成钙盐在骨骼中沉积下来，必须有酸性物质参与。孕妇吃酸性食物，既有利于食物的消化与吸收，也有助于满足母亲和胎儿的营养需要。应选择既有酸味，又营养丰富的樱桃、杨梅、石榴、海棠、橘子、酸枣、葡萄、青苹果等新鲜水果，但应少吃或不吃人工制的酸菜、醋制品，因为这类食物虽有一定的酸味，但缺乏营养成分，而且腌菜中的致癌物质亚硝酸盐含量较高，过多食用对母子健康有害。

孕妇若钙摄入不足就应该适量补充钙片了，那么选购时应注意些什么呢?

（1）除了注意产品的生产日期、有效期限以及批号等外，还应注意钙片的体积不宜过大，否则易造成对胃肠的不良刺激。由于孕期胎儿的长大，致使中下腹膨隆，胃向上抬起，影响食欲和消化，孕早期的妊娠反应也大大影响食欲。因此补钙剂量要大，但钙片体积不易过大，这是选购补钙剂时应予以注意的。如有的补钙剂含量太低，一天需服十几片以上才能达到剂量显然不妥。

（2）有的钙剂碱性太强，服用后刺激胃部，中和了胃酸造成胃纳不佳应予避免。

（3）更要注意的是有的钙剂服用后胃肠胀气、大便不畅，加重了孕妇的便秘和不适。一般来说柠檬酸钙比较理想。因为它可在空腹时摄入，剂量大，吸收率和生物利用度高，不会中和胃酸，也不会引起胃肠胀气和便秘。

许多孕妇补钙都有一定的盲目性，总觉得补钙多多益善，其实不然。经专家证实，补钙过量也会产生许多危害，医生告诉我们，选择钙制剂应注意两点：一是含钙量高，二是吸收率好。

哪种钙剂含钙量最高？人需要补充元素钙，在常见的几种钙制剂元素中钙的含量差别很大，它们依次为碳酸钙含钙40%、碳酸氢钙含钙23.3%、枸橼酸钙含钙21%、乳酸钙含钙13%、葡萄糖酸钙含钙9%。

提示

孕妇如何补钙？

孕妇补钙首先宜从食物中获取。含钙较多且易吸收的食物：小鱼、虾米皮、牛奶、奶制品、芝麻酱、豆腐等。同时，应多进行户外活动，以保证有足够的阳光照射，以使自己的皮肤产生吸收钙所需的维生素D。

37 孕妇锌、碘、叶酸缺乏时如何通过饮食补养？

（1）缺锌的饮食调理 孕妇血清锌含量与子宫收缩力密切相关，产妇血清锌含量正常，则产程缩短，出血量降低，并发症减少，有利于胎儿顺利娩出和产妇健康。锌在结缔组织生长、胶原纤维成熟过程中具有非常重要的作用。剖宫产后，锌有利于创面的修复，影响细胞的分裂和再生。因此，孕妇在整个孕期和哺乳期都应适当补锌。补锌的最好办法是多吃含锌丰富的食物，如肉类、动物内脏、鲜蛋、牛奶及鱼虾类等；其次是海带、银耳、豆制品、花生米等，还有黄花、大白菜、油菜、萝卜、韭菜、蕹菜等。含锌药物有硫酸锌、氧化锌、葡萄糖酸锌等，服用药物性锌，每日应不超过150毫克。

（2）缺碘的饮食调理 孕妇缺乏碘，可能会使胎儿的大脑发育不全，造成智力低下。我国现有的痴呆儿中90%是因为缺碘引起的。不仅如此，某些先天性畸形、地方性聋哑等疾病的发生，也与缺碘有密切关系。因此，孕妇在怀孕期间补碘是十分重要和必要的，尤其是因缺碘引起的智力低下是在胚胎期形成的，所以在这一时期更要重视补碘。据统计，我国有4亿多人口生活在低碘地区，除上海市外，其余的省、市、自治区均有不同程度的碘缺乏病流行。可见，孕妇缺碘是非常普遍的。

到目前为止，碘缺乏病是无法治愈的，最根本的办法是预防，主要有两种措施：一是食用碘盐，二是用碘油预防。在购买食盐时要注意识别真正的碘盐；只在我国少数碘供应困难的地区才采用。

医学研究发现，人体中80%～90%的碘是从食物中获得的，所以最简单、最容易获得碘的方法还是通过饮食补碘。孕妇可经常食用海带、紫菜、海蜇、大虾、海鱼等补碘。总之，碘必须以日常饮食补充为主，尤其在怀孕之前和怀孕早期就应特别予以重视。

（3）缺乏叶酸的饮食调理　在多种维生素中，已证实叶酸的缺乏会造成脊柱裂和大脑畸形的发生，如一些婴儿在出生后就有先天畸形、缺损或痴呆，甚至死胎。因此，孕妇在怀孕的早期就应适量补充叶酸。

绿叶蔬菜，如小白菜、油菜、香菜、雪里蕻等含有较多的叶酸；一些水果，如橘子、草莓等也含有较多的叶酸；动物的肾脏、禽蛋类食品中叶酸含量也较丰富，孕妇应多选用。值得注意的是，在食物烹调加工过程中，叶酸的损失率高达80%～90%，如果烹调温度高、加水多、时间长，则损失更大。

有专家建议，孕龄妇女从准备怀孕时，每天服用叶酸0.4毫克，一直服到怀孕后3个月，能有效地防止胎儿畸形。

38 孕妇在不同的季节应如何选择饮食？

（1）春季 春回大地，气温回升，万物复苏，生机勃勃。春季饮食宜清淡，饭菜温热，品种多样，容易消化，不食油腻之物，不吃或尽量少吃生冷食品，多食新鲜蔬菜和水果、干果等，多食鸡、鱼、蛋、瘦肉、猪肝、豆制品等。此时需养阳，要选择一些能助阳的食品，如葱、芫荽、豉等。脾胃虚弱者，注意吃点姜，喝蜂蜜水。中医还主张："当春之时，食味宜减酸益甘，以养脾气，饮酒不可过多，米面团饼不可多食，致伤脾胃，难以消化。"

（2）夏季 万物茂盛，开花结果，气候燥热，酷暑多雨，人们的食欲降低，消化能力也减弱。因此，饮食应以清淡质软、易消化为主，少食膏脂厚味及油腻辛甘燥烈之物，以免过分伤阴；多食清凉消暑、甘酸清润之品。清淡的饮食能清热、祛暑、敛汗、补液，还可增进食欲。但不宜过食生冷、寒凉之物，这对孕妇尤为重要。在夏季，常食绿豆粥，有解热毒、止烦渴的作用；多吃新鲜蔬菜瓜果，如西红柿、西瓜、黄瓜、苦瓜、冬瓜、丝瓜、乌梅以及豆制品、瘦肉、鱼和蛋等，既能保证营养，保持钾钠平衡，又能保持身体对蛋白质和多种维生素的需要，还能预防中暑。夏天气温高，食物容易腐败变质，因此要特别注意饮食卫生，防止食物中毒及肠道传染病的发生。

（3）秋季 气温凉爽、干燥，瓜果成熟，草木萧条，是阳气收敛下降的季节，人们的食欲也逐渐提高。秋季饮食宜清淡，少食煎炸之物，多食新鲜蔬菜水果，蔬菜宜选用大白菜、冬瓜、黄瓜、白木耳；肉类可食鸭肉、鱼肉等；多食酸味水果，如柑橘等。秋季降雨较少，空气干燥，应多喝水、豆浆及牛奶；多吃萝卜、莲藕、梨、香蕉、蜂蜜等润肺生津、养阴清燥的食物；尽量少食或不食葱、姜、蒜、辣椒、烈性酒等燥热之品，以及油炸、肥腻之物；宜多食芝麻、核桃、糯米、粳米、蜂蜜、枇杷、甘蔗、菠萝、乳品等柔润食物。要特别注意“秋瓜坏肚”，立秋之后不论是西瓜还是香瓜、菜瓜，都不能任意多吃，否则会损伤脾胃。

（4）冬季 万物生机潜伏，气候寒冷，虽宜热食，但燥热之物不可过食。冬季常易鼻干、唇干、口渴、咽干、皮肤干燥，易患风湿、感冒、咽炎等疾患，应多食养阴生津的食物，如梨、冰糖、银耳、沙参、鸭肉等；应多吃滋阴润燥、清心安神的食物，如芝麻、豆制品，蜂蜜、土豆、白菜、胡萝卜、油菜、绿豆芽、荸荠、雪梨、龙眼肉、苹果、香蕉、葡萄以及莲子、山药、白扁豆、藕、黄鳝、栗子、胡桃、花生、红枣等。冬季饭菜口味可适当浓重一些，有一定的脂类，如炖肉、熬鱼等。红色果蔬，如红辣椒、红苹果等，含有较多维生素C可抵抗感冒病毒，加速感冒康复，宜常食。此外，冬季饮食还要“少辛增酸”，少辛指少吃辛辣食物，如葱、姜、蒜、韭等；增酸是指适当多吃有酸味的水果，如杨桃、柚子、柠檬、广柑等。在冬季还应食用黑色食品如黑米、黑豆、黑芝麻、黑木耳、黑枣、黑菇、魔芋、乌骨鸡、乌龟、乌贼鱼、海带、紫菜等，食用黑色食品，能够益肾强肾，增进人体免疫功能。对孕妇而言，冬季也是饮食进补的最佳时机，可经常吃些益气助阳的食物，如羊肉、狗肉、大虾、鸡汤等；也可适当食用人参、鹿茸、附子等温补药品。在冬季切忌食黏硬、生冷食物。

39 肥胖妇女怀孕后如何进行饮食调控?

按胎儿发育过程，可将妊娠分为3期，每3个月为一期。第1期（怀孕头3个月）孕妇体重增长较慢；第2期（第4个月起）体重增加迅速，增加4～5千克；第3期体重约增加5千克，孕妇总体重约增加12千克。一般每周体重约增加350克，最多不超过500克，应禁止体重增至1000克/周以上；若每月体重增加不到1千克或超过3千克，均为异常。倘若孕期体重增加超过13千克，则孕妇和胎儿的危险性将比正常孕妇高2倍。

孕妇肥胖易发生产科并发症，如妊娠高血压综合征、胎膜早破、滞产、分娩时宫缩无力、产后出血、剖宫产，以及产妇合并糖尿病、贫血、肾炎、静脉炎、胎儿过大、窒息、死亡等。若孕妇为症状性肥胖，则采取内科治疗；若为单纯性肥胖，则以饮食疗法为主，运动和药物疗法为辅。饮食一般以低热量为主，尤其要限制脂肪和糖的摄入量，并做到停吃零食，主食减半，多食青菜、水果、植物油，限食盐，注意补充铁剂和维生素。

那么，肥胖的妇女怀孕后如何进行饮食调控呢?

首先，肥胖妇女在孕期不宜无限制地增加营养，但也不宜盲目节食，服药减肥，使体重骤降。其次，以低热量、营养价值较高的饮食为主，尤其应限制脂肪和糖的摄入，宜食植物油，多吃蔬菜和水果，食盐量每日低于7克，体重控制在比怀孕前增加7～9千克为宜。

疾病防治

40 如何调护妊娠期呕吐？

妊娠呕吐又称“孕吐”。一般在停经40天左右发生。孕吐是怀孕的正常表现，轻者反复呕吐、食欲大减、厌食、偏食，因此出现软弱无力，有时伴头痛、目眩、耳鸣、全身酸痛、失眠、便秘等。重者持续恶心、频繁呕吐、不能进食；呕吐物除食物和黏液外，还可能有胆汁和咖啡渣样物。严重的呕吐往往引起失水、电解质紊乱、消瘦、乏力、皮肤干燥、眼球下陷、脉搏增快、发热，甚至血压下降、尿量减少，还可能出现肝肾功能损害及视力模糊、眼底出血等。

妊娠呕吐的原因尚不十分清楚，可能与体内激素的作用和精神状态的平衡失调有关。妊娠后由于绒毛膜促性腺激素显著增加，胎盘毒素的影响，使胃酸分泌减少，胃肠蠕动减弱，对饮食的消化吸收减慢；有些孕妇对精液中异性蛋白质过敏；伴有自主神经功能失调；肾上腺皮质功能低下，肾上腺皮质激素分泌减少，使体内水及糖类代谢紊乱，从而发生反应性恶心、呕吐等症状。

多数孕妇（约80%）妊娠反应较轻，少数较为严重，也有少数孕妇在妊娠期完全没有孕吐。孕吐延续的时间也因人而异，短者只有1周至10天；也有人延续1个月以上。到妊娠4、5个月时，孕吐便会停止，食欲和体重都会迅速增加。

出现妊娠反应时，孕妇切莫乱服药物。应注意调养精神，根据其思想情绪进行心理疏导，解除忧虑，因为精神紧张和不良情绪会加剧呕吐。因此，孕妇要保持精神愉快、心情舒畅，克服过怒过悲的不良情绪和妊娠恐惧心理。

轻症一般不必治疗，除注意精神调养外，还要注意调养起居，规律生活，充足睡眠；保持室内空气新鲜，温度适宜，参加适当的运动，以增强体质。数周后，妊娠反应即可逐渐消失。

生活小贴士

（1）注意休息　孕妇要身心放松，注意休息，不要勉强做家务，要保持情绪安定，特别是在饭后30分钟内必须保持安静。

（2）注意饮食方法　饮食以清淡爽口、易消化为原则，可选择自己爱吃的食物，少吃油腻食物，忌食辛辣刺激性食品；应少食多餐，每天可进餐5～6次，避免一次进食太多而引起呕吐。进食时间可随意；少食汤类，以减轻对胃的刺激。为补充足够的糖类和维生素，可选择饼干、牛奶、豆浆、藕粉、果汁、蜂蜜及各类水果和新鲜蔬菜等。此时胎儿小，所需营养不多，不用担心会影响胎儿的发育生长。为防止严重呕吐引起的脱水，可选食一些含水较多的食物，如各种水果、西瓜、新鲜蔬菜等。

（3）避免空腹　空腹时，会加剧恶心、呕吐。所以早晨起来时，应立即吃少量饼干或面包、牛奶或果汁。吃完饭后就卧床休息20～30分钟，会减轻恶心等症状。

（4）治疗　必要时可给予维生素B_6、维生素B_2和维生素C，可慎用苯巴比妥止吐，每次0.03克，每日3次。

重症出现持续恶心，剧烈呕吐，持续时间长，甚至呕出胆汁及带血黏液，出现皮肤干燥、眼窝下陷等。孕妇迅速消瘦、乏力、身体衰弱，影响胎儿正常发育。此时，应住院治疗、短期禁食。如果治疗无效，出现高热、严重脱水、全身情况差者应考虑终止妊娠。孕妇还须注意以下几点：①坚持休息，避免过度疲劳，保持情绪稳定，解除思想顾虑，做到精神愉快，心情舒畅；②少食多餐，随时进食，避免油、烟、异味等不良刺激，尤其要保持室内空气新鲜；③输液及补充维生素；④治疗无效，呕吐严重，体温升高，出现脏器功能损害，如肝、肾功能异常时应及时终止妊娠，以保证孕妇生命安全。

生活小贴士

（1）生姜橘皮红糖水　生姜、橘皮各15克，红糖20克，煎成糖水代茶饮。

（2）砂仁鲤鱼肉　鲤鱼1条，重250克为宜，去肠杂，取砂仁6克，捣碎，生姜15克切片，共入鱼腹内炖熟食用。

（3）韭菜生姜汁　韭菜汁、生姜汁加糖调服，每日1～2次连服数天。

（4）牛奶韭菜末　牛奶适量煮开，调入洗净切碎的韭菜末服用。

（5）姜汁米汤　生姜汁数滴，放入米汤内，频服。

（6）甘蔗姜汁　将甘蔗、生姜分别取汁，兑在一起，随时饮用。

（7）煎柚子皮　柚子皮洗净，加水煎汁，连服数天。

41 孕妇头痛怎么办?

孕妇头痛的原因很多，比如高血压、低血压或贫血等均可导致头痛，颈椎病、疲劳或精神因素也能引起头痛，长时间用脑和工作也会引起头痛等。

那么，孕妇头痛应怎么办呢?

（1）充分休息　孕妇尽可能在安静的环境下好好休息，停止工作或劳动，保证充足的睡眠，还应睡午觉。

（2）室外活动　可以到室外晒太阳，散步或做操，放松情绪也可以缓解头痛。此外，保持心情愉快，防止忧愁和焦虑，减少家务和工作的压力，也可防止头痛的发生。

（3）医院就诊　如果头痛严重或长期持续不愈，并用上述方法效果不佳时，应及时到医院就诊，测量血压及血、尿、便化验和其他必要的检查，针对病因治疗。

42 孕妇眩晕怎么办?

由于孕妇自主神经功能紊乱，尤其是血管舒缩功能不稳定，血液多集中于下腹部，因而孕妇眩晕和直立性低血压多见。突然起立或长时间站着不动，以及在人多拥挤、空气不良的地方特别容易发生。更严重的是，久立、久坐时，由于血液淤滞于下腹及内脏，长时间在高温环境或洗热水澡时，由于皮肤血管扩张使回心血量减少，易导致低血压及暂时性脑缺血，发生晕厥，在孕早期常见。

孕妇突然眩晕摔倒，易发生意外事故。那么，应如何防止眩晕或晕厥呢?

（1）一旦发生眩晕、头晕时，孕妇应立即蹲下、坐下、躺下或抓住牢固的可扶靠的地方休息。

（2）孕妇做任何事情动作要缓慢，不可过快、过急，不要在蹲或坐时突然起立。

（3）避免久坐、久立，不要在高温环境久留；洗澡的水温不宜过高，并要防止滑倒；不要做剧烈的下肢活动，不要站在高台上活动，以防发生眩晕、摔倒。

（4）少食多餐或正餐之间加辅助餐，以防止发生低血糖。

（5）晕厥常为一过性，发生时不要惊慌紧张。若孕妇眩晕、晕厥频繁发生或伴有其他症状，应及时就医，查明是否患有贫血、低血压、高血压、营养不良或心脏病等，积极进行治疗。

43 孕妇高热怎么办?

有研究提示，孕妇高热是人类先天性畸形的原因之一。目前认为，无论是物理因素（如热辐射、热蒸汽浴），还是生物病原体的感染引起孕妇体温升高，都易导致胚胎畸形。流行病学研究证实，孕妇高热、热蒸汽浴或接触过高温热辐射等，尤其在妊娠早期对胎儿危害更大，其先天性畸形率明显高于正常人群；热程度越高，持续时间越长，重复次数越多，畸形率也越高。

妊娠早期是神经细胞，尤其是脑细胞繁殖旺盛时期，因此极易受损伤，而脑细胞损伤后由无神经细胞功能的胶质细胞填充，使胎儿出现脑发育迟缓；高热同时也可损伤其他器官，形成各种类型的畸形，主要表现为神经管缺陷、四肢畸形、出生后智力低下、面部发育不全、肌肉张力减退等。

虽然胎儿有母体子宫的保护，但也非绝对安全，也会受外界的干扰，如孕妇因感染而发热可直接危害胎儿的正常发育，凡是能够使孕妇体温升高的一切因素都能影响胎儿生长发育，并可能导致畸胎。为此，应注意以下防护措施。

（1）积极预防和治疗感冒等发热性疾病 当孕妇的体温升高应立即去医院就诊，在医生指导下用药，积极治疗。

（2）避免高温环境 妊娠期间，尤其是怀孕前5个月内，应尽量避免在高温和有热辐射的环境下工作。

（3）预防感染 孕妇感染病毒和细菌后，不仅可因高热影响胎儿发育或导致畸胎，而且病毒可通过胎盘进入胎儿体内危及胎儿，并可能导致胎儿畸形和流产、早产。

（4）必要时终止妊娠 若孕妇体温达39℃以上时，应考虑终止妊娠。

爱心小贴士

孕妇须注意的小细节

（1）不到或少到公共场所去。

（2）不要与传染病患者接触。

（3）注意个人卫生，常洗澡，多洗手，勤换衣服。

（4）注意环境卫生，尤其要保持居室清洁，即使在冬天，也要经常开窗，保持通风，常到室外晒太阳和呼吸新鲜空气。

44 孕妇多汗应注意什么？

在妊娠期由于基础代谢增高，皮肤血流量增加，加上血中皮质醇增高，肾上腺皮质功能亢进，以及自主神经功能的变化，血管舒缩功能不稳定，因而孕妇出汗增多。出汗较多的部位是头面部，手脚掌面、腋窝及会阴区等。多汗还易发生多汗性湿疹。为此，孕妇应注意什么呢?

（1）注意休息 避免过多的体力活动，以减少出汗。

（2）注意卫生 勤洗澡，常换衣服。宜穿宽松肥大的衣服，以利散热，内衣宜穿纯棉织品的，以利吸汗。

（3）防止着凉 不要吹电风扇或长时间待在空调房间里，室内外温度不要相差太大，以防感冒，应经常到室外活动，呼吸新鲜空气。

（4）多饮水 多吃水果以补充水分和电解质，但不宜多吃冷饮，尤其不可饮用含咖啡和咖啡因的可乐等饮料。

45 患高血压的孕妇如何保健?

血压在妊娠前达140／90mmHg或以上者，在妊娠后一定要注意监测血压。有15%～32%的高血压患者易并发妊娠高血压综合征。为预防妊娠高血压综合征的发生和减少对胎儿发育的影响，孕妇应注意以下方面的问题。

（1）避免精神紧张 精神过度紧张，会使血压更高，不利于孕妇和胎儿的健康。

（2）定期监护 患高血压病的妇女妊娠后无论血压正常或持续在高水平上，除主动告诉医生以往高血压病史外，应从停经开始就到医院定期检查，每1～2周检查1次血压、尿蛋白及尿比重，并定期检查眼底血管，了解高血压的程度。在孕期要加强监护，可大大减少或推迟妊娠高血压综合征的发生，减轻对胎儿发育的影响。

（3）注意休息 休息很重要，是预防妊娠高血压综合征的有效措施，故孕妇应尽可能地休息好、睡眠好和避免疲劳。

（4）服用降压药 在医生指导下，服用对胎儿无影响的降压药物，使血压维持在正常水平。

46 如何防治妊娠高血压综合征？

怀孕5个月（20周）以后，若出现高血压、水肿和蛋白尿三大症状，即为妊娠高血压综合征（简称妊高征）。这三大症状可同时存在，也可仅出现1个或2个症状。

妊娠高血压综合征是妊娠期特有的以高血压为主要表现的症候群。一般分为轻、中、重三度。轻度指血压≥18.7/12kPa（140/90mmHg），或比妊娠前升高4/2kPa(30/15mmHg)，伴轻度蛋白尿和水肿。中度指血压超出轻度的标准，但≤21.3／14.6kPa(160/110mmHg)，尿蛋白+，伴有水肿，自觉症状不明显。重度分先兆子痫及子痫，先兆子痫指血压≥21.3／14.6kPa（160／110mmHg），尿蛋白++~+++，伴水肿，并有头痛、眼花、胸闷、恶心和呕吐等症状；子痫是指在先兆子痫的基础上出现全身抽搐和昏迷，危及生命。妊娠高血压综合征对孕妇、胎儿或新生儿均造成威胁，尤其重度妊娠高血压综合征是孕产妇及围生儿死亡的重要原因。

那么，孕妇如何防治妊娠高血压综合征呢?

（1）定期产前检查 孕期一定要定期去医院检查，定期监测血压、尿蛋白及水肿。妊娠高血压综合征早期并不一定有自觉症状，只有定期检查，才能及早发现。一旦发现异常，应积极配合医生治疗，严格控制病情发展。妊娠20周以后必须每2周化验1次尿蛋白、测量血压等；30周以后应每周检查1次，直到分娩为止。及早发现并治疗轻度妊娠高血压综合征，是防止发生重度妊娠高血压综合征的重要措施。

（2）注意休息 生活要有规律，避免过度紧张和劳累，做到劳逸结合，保证适当休息和充足睡眠。过度劳累和休息、睡眠不好，是发生高血压的诱因。

（3）左侧卧位睡眠 孕妇左侧卧位睡眠，可减少子宫对下腔静脉的压迫，使下肢和腹部的血液回流心脏不受阻，并保证肾脏及胎盘的血流量，预防水肿发生。

（4）适量运动 孕妇要经常参加力所能及的工作和活动，如散步、做操及游泳，保持心情舒畅愉快，防止血压升高。

（5）饮食均衡 多吃新鲜鱼、瘦肉、蛋、牛奶、蔬菜和水果等，少吃辛辣刺激性调味品。增加钙和锌的摄入量，每日坚持喝牛奶、食用大豆及其制品和海产品，以防血压升高。若尿蛋白在（++）以上，应限制食盐的摄入。

（6）避免体重超重 避免摄入过多动物脂肪及糖类，饮食以低盐、清淡、低胆固醇、低动物脂肪为宜，以免体重超重。孕妇每周增加体重应控制在500克之内，若超过500克，身体明显发胖或出现水肿，应及时请医生诊治。特别是妊娠前已超重的肥胖孕妇，应少用或不用糖果、点心、甜点、油炸食品以及含脂肪高的食品。

（7）妊娠高血压综合征的预防 不是所有的孕妇都会患妊娠高血压综合征，但有下列情况的孕妇较易发生妊娠高血压综合征：第1次怀孕的初产妇，年龄过小或过大（35岁以上），身体肥胖或有高血压家族史，本身患有贫血、高血压、肾脏病的孕妇，怀有双胎或多胎的孕妇。

（8）积极治疗 有妊娠高血压综合征危险因素的孕妇，应从怀孕开始就采取各种措施注意预防妊娠高血压综合征的发生，如已发生，应积极治疗。无论轻度、中度和重度，都应积极治疗和加强监测。

轻度妊娠高血压综合征，只要适当减轻工作，注意休息，保证睡眠（最好采用左侧卧位），摄取含丰富蛋白质、钙和铁的食物（如排骨汤、猪肝等）、多吃蔬菜水果等，即可控制和稳定病情。同时，一定要按时检查，在医生指导下服用降压或镇静药物，若有头晕、恶心、呕吐、阴道出血等症状，应立即去医院就诊和治疗。

中度或重度妊娠高血压综合征，必须住院治疗，以保证孕妇和胎儿的健康和安全。

（9）心理调护 心理因素对血压影响很大，孕妇应消除对妊娠高血压综合征的恐惧心理，保持愉快乐观的情绪，使血压趋于正常或平稳。

47 如何预防和监护妊娠子痫?

“子痫”是妊娠高血压综合征（简称妊高征）严重而危急的并发症，是孕妇、胎儿或新生儿死亡的主要原因。凡已患有妊娠高血压综合征者，千万不能大意，一定要早防早治。

子痫多发生在妊娠晚期、分娩时或产后不久。子痫由先兆子痫发展而来，其前驱症状是高血压、蛋白尿和水肿，同时伴有头痛、头晕、眼冒金星、视物不清、上腹不适、恶心呕吐、胸闷等，如未及时治疗，甚至发生抽搐、昏迷（子痫）。发病时孕妇或产妇忽然眩晕倒地，两臂屈曲、两手紧握、两脚内转，即出现强直性抽搐、双目上视、牙关紧闭、面色发绀。抽搐常持续15秒至2分钟停止，随之全身肌肉松弛。重者反复发作，昏迷不醒，可能发生心力衰竭、肾衰竭、脑出血、肝脏损害等，严重时导致产妇大量失血死亡，或引起胎盘早期剥离，胎儿死于宫内或新生儿窒息。

因此，要特别重视对孕妇子痫的预防和监护。

（1）预防 首先注意饮食、睡眠、休息的合理调节。孕期饮食一般选用高维生素、高蛋白、低盐的食物，多吃富含蛋白质的食物，多吃蔬菜，补充铁剂和钙剂，少吃咸食；充分地休息和睡眠，注意采用左侧卧位睡眠和休息，以改善胎盘血液循环。

（2）做好产前检查，及时发现先兆子痫征象 若孕妇出现头痛、头昏、眼花、恶心、呕吐等症状时，要及时到医院检查和治疗，以预防发生子痫。

（3）及时治疗 若孕妇在家中发生了抽搐，要及时就近送入医院抢救。在运送途中应将其头偏向一侧，以防呕吐物吸入肺内；有活动假牙者要帮助取出，以防脱落后堵塞气管。

（4）加强护理 一旦发生子痫，应住院治疗。并且随时要有家人照顾、护理。无论在家还是在病房，都应绝对卧床休息，避免声、光的刺激。让孕妇在安静、光线暗的房间卧床休息，尽量减少一切刺激，要防止抽搐跌伤或咬破舌头。

48 孕妇贫血怎么办?

孕妇受到一些生理因素的影响（如妊娠期孕妇血容量平均增加50%，妊娠早期呕吐、食欲不振等），可使血液中的血红蛋白相对降低，或铁、叶酸、维生素等营养物质摄入不足引起血红蛋白不足，当孕妇的血红蛋白低于9克时即出现贫血。

贫血对母婴造成许多危害，如孕妇因贫血而发生贫血性心脏病，贫血致全身抵抗力低下而易发生感染，产后出血易发生失血性休克，若行剖宫产则伤口不易愈合，由于胎盘缺氧而导致胎儿发育迟缓和体重低下，严重者可发生早产或死胎等。

妊娠期最常见的贫血是缺铁性贫血，约占90%，少数为巨幼红细胞贫血等。

造成缺铁性贫血的主要原因是妊娠后补铁不足、饮食中缺乏足够的铁。此外，胃肠道疾病，如急、慢性胃炎致小肠不能很好地吸收铁，使体内缺铁而发生贫血；其他有慢性感染致肝肾功能损害、急慢性失血，如胃十二指肠溃疡、痔、肠道寄生虫感染（如钩虫病等）等均可引起小量持续出血而发生贫血。

为纠正和预防妊娠贫血，应采取以下措施。

（1）合理营养 保证丰富多样的食品，纠正挑食、偏食的习惯，多食含铁丰富的食物，以保证铁及维生素B_{12}等的摄入。如可多食肝、蛋、瘦肉、家禽、猪血、大豆及其豆制品、绿叶蔬菜和水果、海带、紫菜、芝麻酱等。

（2）定期体检 应定期到医院检查血红蛋白、红细胞计数，以便及早发现和治疗贫血。

（3）补充铁剂 妊娠中期（孕12周以后）对铁的需求量增加，补充铁剂的同时还应补充叶酸、维生素C、维生素B_2等，常用铁制剂有硫酸亚铁等。必要时，还可少量输血（须严格掌握输血指征）。

（4）治疗原发病 应及时检查并积极治疗引起贫血的多种疾病，如孕前月经过多，消化不良，急、慢性胃炎，胃十二指肠溃疡，寄生虫病等，这些疾病治愈后再妊娠为宜。

总之，对于孕期贫血的患者，一定要列入高危妊娠监测，定期到医院进行产前检查、监护，在医生指导下选择药物和饮食调理。

下述6种食疗法，前3种可作为平补而适合任何贫血孕妇，而后3种方法则必须请中医师根据孕妇全身情况选择食用，切勿擅自乱服。

（1）花生枸杞蛋

用料：花生100克，鸡蛋2个，枸杞子10克，红糖50克，大枣10枚。

制用：先将花生仁、枸杞子煮熟，然后放入红糖、大枣、鸡蛋，再煮片刻食用。每天1次，连服10~15天。

（2）当归生姜羊肉汤

用料：当归、生姜各15克，羊肉250克，山药30克。

制用：先将羊肉洗净切块，当归用纱布包好，再将山药、姜片放砂锅内加水适量炖汤，炖化后放入调味品，饮汤食肉。每周3~4次，连用30天。

（3）枸杞大枣粥

用料：取大枣15枚，枸杞10克，大米50克。

制用：共熬为粥。每天3~4次，连服30天。

（4）阿胶瘦肉汤

用料：猪瘦肉100克，阿胶10克。

制用：先将猪肉放入砂锅内，加水适量，用文火炖熟后放入阿胶炖化，调味后饮汤食肉。隔天1次，连用20天。

（5）桂圆桑葚汁

用料：桂圆1份，桑葚2份。

制用：桂圆、桑葚煮至烂熟，去渣留汁，再加入适量冰糖，熬至稍稠后食用。每日 3 次，每次服 2~3 匙，连服 30 天。

（6）首乌芝麻鸡

用料：取何首乌150克，黑芝麻50克，未下蛋的乌骨子鸡1只。

制用：先将鸡剖洗后，去头足，将首乌、芝麻置入鸡腹，用白丝线缝合，放入砂锅内煲烫至鸡烂，即可食用。每周1次，连用3周。

49 孕妇患病毒性肝炎怎么办？

病毒性肝炎是严重危害人类健康的传染病，按病原学分类可分为甲型、乙型、丙型、丁型、戊型、己型；按症状分类可分为黄疸型、急性无黄疸型、慢性迁延型、慢性活动型、急性重症型、慢性重症型、淤胆型等。

肝炎病毒主要通过食物、输血、注射及其他密切接触等方式传染。

在妊娠期，由于胎儿生长发育需要大量营养，肝内糖原代谢增加，肝脏负担加重，若糖原储备不足，可引起肝脏功能障碍。因此，孕期易患肝炎。若妊娠早期患肝炎，可加重妊娠反应，出现较重的恶心、呕吐，甚至出现脱水、酸中毒。早期妊娠时（即停经时间<12周），如合并乙型肝炎，则对胎儿影响极大，可致胎儿畸形，应行人工流产终止妊娠；而合并甲型肝炎，可不必终止妊娠；若为急性重症肝炎，则经治疗待病情稳定后，施行人工流产术。中、晚期妊娠（即停经时间>12周）合并肝炎，一般不主张终止妊娠，因此时采用药物流产或引产，均会加重肝脏负担。妊娠中、晚期肝炎病毒对胎儿的致畸率比早孕期要小，但对孕妇及胎儿的发育影响较大，故应积极治疗。重症肝炎，病情难以控制，危及孕妇生命，则可考虑终止妊娠；如胎龄已≥37周，可考虑尽早分娩。

患肝炎的孕妇发生流产、早产、胎死宫内、死产以及新生儿死亡均比正常孕妇多。已患病毒性肝炎的妇女，原则上不宜妊娠，但也应根据病毒性肝炎的类型和临床类型来具体分析。一般急性肝炎因怀孕会加重肝炎病情，甚至引起肝性脑病而危及母子的生命，因此建议最好不要怀孕，或待病情至少稳定1年后再考虑妊娠；慢性肝炎也应根据病情的轻重程度、肝功能、凝血功能等情况决定，或待病情至少稳定2年以后再考虑妊娠。

现已证实，无症状的乙型肝炎表面抗原阳性（澳抗阳性）的孕妇，新生儿出生时（检查胎儿脐带血管内血液）呈抗原阳性者占5%～7%，说明肝炎病毒能通过胎盘感染胎儿。如在妊娠后期患病，尤其是在妊娠最后2个月内患乙型肝炎，其胎儿及新生儿澳抗阳性者为20%～30%。有些新生儿出生时抗原虽为阴性，但以后仍可转变为阳性而发病，因为在母亲血液以及羊水、阴道分泌物中均可带有大量肝炎病毒，可能在胎儿分娩过程中，经胎儿的头皮或其他部位的皮肤破损或吸入产道中的血液而使胎儿被感染。在产后哺乳中，婴儿与携带病毒的母亲密切接触，或通过母乳亦有可能被感染。即使胎儿在分娩后无肝炎症状，但血中病毒抗原可长期存在。甲型和戊型肝炎几乎不引起肝炎病毒携带状态，乙型和丙型肝炎易使婴儿成为肝炎病毒携带者，丁型肝炎也有可能使婴儿成为肝炎病毒携带者。

妊娠合并病毒性肝炎时，要积极治疗，充分休息，保证足够的营养。对新生儿必须隔离护理，并密切注意有无肝炎临床症状。产后如肝炎未愈，或为肝炎恢复期，或血液检查澳抗阳性者，均不宜母乳喂养，以免婴儿被传染。尤其须注意患乙型肝炎或澳抗阳性的孕妇，新生儿出生后应立即注射乙型肝炎特异性高效价免疫球蛋白及乙肝疫苗。乙肝疫苗应在新生儿出生后立即肌内注射，生后48小时肌内注射免疫球蛋白；生后1个月、6个月时再分别注射2次乙肝疫苗。不宜母乳哺乳的产妇若出现奶胀时，可用麦芽炒熟或芒硝等熬水喝退奶。

50 患病毒性肝炎的孕妇怎样自我调护？

（1）注意营养 饮食原则“三高一低”（高蛋白、高糖、高维生素、低脂肪）外，应注意饮食多样化，营养全面、合理、均衡。多食蔬菜、水果等富含矿物质和维生素的食物。切忌饮酒。

（2）休息 孕妇休息好尤为重要，一定要防止疲乏，绝对避免重体力劳动，散步、站立也不要超过1小时，还应避免紧张的脑力劳动。

（3）防止感染 注意起居及个人卫生，妊娠中、后期应采取左侧卧位，饭前便后洗手，不喝生水，不吃不洁食物，经常洗澡，根据气候变化，增减衣服，预防感冒，防止发生其他感染性疾病。

（4）合理用药 在医生指导下服用对肝脏无损害、对胎儿无不良影响的药物，忌滥用药。

（5）适当运动 如散步、做保健操等，以增强体质。

51 妊娠腹痛的常见原因是什么？怎么办？

妊娠腹痛是孕妇的常见疾病，如疼痛反复持久，逐渐加重，会影响胎儿，导致流产。妊娠腹痛若不伴有阴道出血，一般愈后良好。妊娠腹痛常见有以下原因。

（1）生理性因素 多发生于妊娠4～5个月，由于子宫增大，宫底上升，子宫韧带的牵拉，导致腹痛。逐渐适应后可缓解。

（2）流产 在妊娠7个月以内发生腹痛，尤其在妊娠12周以前（妊娠早期），只要孕妇出现腹痛，就应想到流产和异位妊娠。流产主要表现为下腹痛伴阴道出血、下坠感及腰痛。进一步发展，阴道出血量增加或宫内存有血液或血块，导致下腹阵发性剧痛。如果出现先兆流产征象（阴道有红色分泌物排出）时就应积极保胎，卧床休息，大部分可以避免流产。

（3）宫外孕 受孕后胚胎种植在子宫以外的其他地

方（如输卵管、卵巢、子宫颈、腹腔等），一段时间后，多在妊娠3～4个月以内，突然发生下腹撕裂样剧烈腹痛和面色苍白、出冷汗等，并伴有阴道不规则出血。宫外孕属妇产科急腹症，需迅速送往医院抢救。输卵管妊娠无论是输卵管流产还是输卵管破裂均可出现剧烈腹痛，伴阴道出血，疼痛还会放射到会阴部、腿部及肩胛部；卵巢妊娠其症状与输卵管妊娠相似，有轻微下腹痛及阴道出血；子宫颈妊娠发生下腹痛、腰背痛及阴道出血，一旦发生流产或破裂，出血严重；腹腔妊娠多于种植处穿破，发生腹腔内大量出血，引起腹膜刺激征及出血性休克。

（4）胎盘早剥 其腹痛程度取决于胎盘剥离面积，轻度胎盘早期剥离，出血量少，疼痛轻微；中度胎盘早期剥离疼痛也不十分剧烈，出血量常超过400毫升；严重胎盘早期剥离时，可大量出血，腹部呈刀割样剧痛。

（5）早产 腹痛呈阵发性，伴子宫收缩等。

（6）妊娠并发疾病 ①妊娠合并阑尾炎：可有腹痛、发热。血白细胞计数升高等。②妊娠合并卵巢肿瘤：在妊娠早期易引起流产；在妊娠中期，肿瘤易发生扭转、出血及变性，引起剧烈腹痛；在妊娠晚期容易引起梗阻性难产，肿瘤易被压破而发生剧烈腹痛。③子宫肌瘤合并妊娠：在妊娠早期黏膜下肌瘤常易引发流产，引起腹痛。随着子宫增大，有蒂的浆膜下肌瘤易引起子宫收缩等而发生蒂扭转、坏死，产生剧烈腹痛；生长快速的子宫肌瘤，可发生中心性缺血，而引起腹痛、发热及白细胞增加等。④妊娠子宫扭转：多见于妊娠晚期，突发性下腹部剧痛，可遍及全腹。⑤子宫破裂：多发生在分娩开始后，出现自然破裂或损伤破裂，主要在耻骨上区域突然发生锐性剧痛。⑥其他：如妊娠合并肠痉挛、胆道蛔虫、肠梗阻、尿路结石、急性膀胱炎以及葡萄胎增长过快均会引起腹痛。

如果腹痛不伴有阴道出血，绝大多数为内科或外科疾病所引起，如阑尾炎、胆囊炎、胆石症、尿道结石、胆道蛔虫、急性胃肠炎等。

在妊娠期间发生腹痛应如何处理呢?如果为子宫增大造成的盆腔韧带牵拉，腹痛常在行走或体位变动时引起或于夜间出现假宫缩引起短暂的下腹痛，此时应注意休息，在睡眠时注意变换体位，并注意饮食、保暖及参加适当体育活动，疼痛多可自行缓解。如果是持续性疼痛，在腹痛的同时腹肌变硬，且伴有阴道出血，则有可能发生流产或早产，应及时前往医院检查处理。

52 如何防治孕妇腹胀和腹泻?

（1）腹胀的防治　妇女在妊娠期较平常易出现腹胀，个别人腹胀频繁，常由于活动少、胃肠蠕动能力差、排气少而引起。防止腹胀应注意：①可轻轻按摩两侧腹部，或尽量排空大便，或采用侧卧位或胸膝卧位以便排气，减轻腹胀。②可适当运动。如散步、做妊娠操等，有增强胃肠蠕动。③在饮食中增加富含维生素B_1的食物或蔬菜，如小米、花生仁、酵母、瘦猪肉、猪肝、鸡蛋、大米、面以及空心菜、芥菜、海带、黑木耳等；多吃或不吃易产气的食物，如豆类、南瓜、山芋等。

（2）腹泻的防治 腹泻指每天大便次数增多，稀便，伴肠鸣音或腹痛。腹泻常见的原因很多，可因肠蠕动增强而引起腹泻，或因肠道炎症、食物中毒等引起腹泻。因肠道炎症引起的腹泻，大便次数明显增多，易刺激子宫收缩，而引起流产；若感染细菌性痢疾，细菌内毒素可致胎儿死亡。

爱心小贴士

（1）饮食卫生非常重要，不吃不洁的食物，尽量少吃或不吃剩菜剩饭。

（2）一旦发生腹泻，应及时到医院进行治疗。

（3）单纯性腹泻，服止泻药治疗即可。

（4）因肠蠕动增强而引起的腹泻与摄入某些食物有关，宜少食冷食和脂肪多的食物，避免过量进食生冷坚硬及油炸食品，少食肥肉、刺激性及多纤维素食物，如韭菜、芹菜、黄豆芽、蒜苔、青菜、菠菜、鸡毛菜等，可选用豆腐、粉丝、粉皮等。

（5）妊娠期腹泻时要补充足够的蛋白质、糖类和维生素，如瘦肉、鱼、禽蛋和豆制品含有大量蛋白质，糖类可由面条、粥或软饭等主食提供，菜汤、果汁和苹果等含丰富的维生素C、水和无机盐。

53 孕妇尿频、尿少、小便不通如何治疗？

孕妇小便频繁属正常现象。妊娠时子宫逐渐增大，压迫膀胱而出现尿频。子宫位于膀胱的正后方，未妊娠时不会压迫膀胱。但妊娠三四个月的时候，增大的子宫可直接从后面压迫膀胱，使孕妇不断产生排尿感。到妊娠5个月以上时，子宫增大上升到腹腔，对膀胱的压迫减轻了，所以尿频也不明显了。然而，妊娠晚期，胎儿发育完成，并向产道下降，由于增大的子宫又下降到骨盆内，胎儿的头部常压迫膀胱，又会出现尿频现象。因此，妊娠早期和晚期出现的尿频多为正常的生理现象，出现排尿感不要强忍着，应立即去厕所。

但是仍须注意，较严重的尿频伴小便浑浊，或尿痛，甚至伴下腹胀痛，影响孕妇休息和睡眠应及时到医院检查，排除肾脏或膀胱疾患。

54 如何防治孕妇小便淋痛？

妊娠后小便痛，西医称之为“妊娠合并泌尿系感染”，即急性肾盂肾炎，中医称为“子淋”。主要症状为尿频、尿急、排尿时淋漓涩痛等。每天可排尿10次以上，每次尿量少，并有排不尽的感觉。同时，小便感到疼痛酸胀；继续发展，可出现体温上升、头痛乏力和食欲减退等。尿检可发现大量白细胞。

妊娠期间，为适应胎儿发育的需要，孕妇的身体和各系统器官均会发生相应的变化，如泌尿系形态和功能的改变，不仅影响肾功能和原有的肾病等，而且使孕妇更易患泌尿系感染。

妊娠泌尿系感染早期如及时治疗可以治愈，不会发展成肾盂肾炎，如果诊治不及时可能会导致流产，而且在妊娠早期如果用药不当还有致畸危险。那么，如何防治小便淋痛呢?

（1）注意卫生 在孕期要注意卫生，勤洗澡，勤换内衣裤，预防感染，尤其要节制性生活和注意性生活卫生。

（2）多饮水 应多饮开水，饮食宜清淡，不吃煎炒燥热辛辣的食品。

（3）注意休息 当伴有发热等症状时，除药物治疗外，应卧床休息。

（4）药物治疗 在早期出现菌尿症状时，要积极治疗。可在医生指导下采用对胎儿最安全的抗感染药物，如青霉素和头孢菌素，口服2～4克／天，并补充水分，常能使尿中细菌排出。此外，孕妇用呋喃坦啶也较安全。治疗菌尿症的用药时间一般主张7天疗法，此法治愈率可达75%～80%。未治愈或反复发作者，可再用药7天或更长时间。孕前有淋病的妇女一定要彻底治疗。

55 如何防治孕妇便秘?

在妊娠早期和晚期，孕妇容易发生便秘。妊娠早期便秘，多因妊娠反应而进食少、呕吐、水分丢失所致；妊娠晚期便秘多因活动少，或增大的子宫压迫肠道使肠蠕动减弱，大便在直肠滞留而使水分被吸收引起大便干结。

便秘时粪块可压迫肠壁静脉致血液回流不畅，容易发生痔疮。同时，便秘导致大便干燥，大便时用力而易引起流产。因此，孕妇应积极防治便秘。那么，孕妇应如何防治便秘呢?

（1）多活动　正常妊娠后应放松、安静、保持心情舒畅、规律生活，并适当参加身体允许的体育活动，养成每天定时大便的习惯。

（2）多饮开水　每天清晨喝1杯温开水或温盐水，可刺激肠管道运动，有利于排便。

（3）合理饮食　不偏食，多吃纤维素丰富的食物，如苋菜、胡萝卜、土豆、芹菜、紫菜、青椒、油菜、卷心菜、韭菜、豆芽、南瓜、黄瓜、山药、白薯、蘑菇等蔬菜；多食用粗粮，如燕麦片、麦片、绿豆、小豆、豌豆、蚕豆、毛豆、玉米等；多吃水果，如梨、香蕉、柿子、葡萄、梅子、苹果、草莓、栗子、杏等。这些食物可以刺激肠壁，使肠蠕动加快，有利于通便。

（4）多食可刺激肠蠕动的食物 如生蒜、生葱、蜂蜜、乳糖、果酱、饴糖、麦芽糖等，这些食物可在肠道中发酵、产气，刺激肠蠕动加快，有利于排便。

（5）适当食用油脂类食物 如黄油、豆油、芝麻油、多脂畜肉、芝麻、核桃仁、花生仁等，脂肪有缓和肠蠕动亢进和滑肠作用，有利于排便。

（6）其他方法 ①每天喝1杯酸乳或红茶菌，有增加消化功能和通便作用。②还可以用蜂蜜1汤匙，用温开水稀释，于睡前或早上空腹服用。每天早上空腹时吃香蕉、橘子或鸭梨1～3个，不要立即吃饭，有助排便。但香蕉不宜晚上吃，因香蕉内含镁有兴奋作用，可能会影响睡眠。

生活小贴士

（1）核桃粥

用料： 取核桃仁4个，粳米100克。

制用： 将核桃仁捣烂同粳米一起煮成粥。

适用范围： 适用于体虚肠燥的孕期便秘患者食用。

（2）酥蜜粥

用料： 酥油30克，蜂蜜50克，粳米100克。

制用： 先将粳米加水煮沸，然后兑入酥油和蜂蜜，煮成稠粥。

适用范围： 适用于阴虚劳损等便秘患者食用。

（3）柏子仁粥

用料：柏子仁30克，粳米100克。

制用：洗净去杂捣烂，加粳米100克煮粥，服时兑入蜂蜜适量。

适用范围：适用于患有心悸、失眠的孕期便秘患者食用。

56 孕妇如何防治痔疮？

怀孕期间，孕妇常易患痔疮，其患病率高达66%。痔疮的发生与肛门周围静脉丛受到压迫后回流不畅，导致静脉扩张产生静脉瘤及外来刺激有关。怀孕后，子宫日益增大，容易压迫下腔静脉，使其下属的小血管血液回流受阻、淤积，从而诱发或加重痔疮。此外，也可因黄体激素或循环的血液量增加所致。

痔疮的早期症状，即痔的初期仅有微量出血，仅在卫生纸上或在粪便的外表上沾有鲜红色血液，一般无疼痛；内痔可有坠胀感，外痔可有肛门坠胀、瘙痒等。痔逐渐变大后，大便可出现滴血，有时大便时痔从肛门翻出，便后自行恢复。妊娠后痔疮可继续变大，此时痔脱出后不会自动缩回肛门，需用指头压进去；痔恶化时，即使不排便也会脱出肛门外，同时便后出血量增加，不能回复时可引起嵌顿水肿，出现较剧烈的疼痛。当痔合并感染、肿胀或痔内血液凝固而形成血栓性外痔时，每次大便都会剧烈疼痛，甚至影响行走，坐立不安。尤其当便秘时，症状更为严重，如便后血液可喷射而出。若经常反复出血，则会造成贫血，出现头昏、乏力、精神不佳。孕妇患痔疮时，应注意以下几点。

（1）防止便秘 妊娠时极易发生便秘，因此，孕妇除了注意食物的营养、数量外，还应尽量多食用容易通便的食物和含纤维素较多的蔬菜和水果。若已便秘，可在医生的指导下，使用少许缓和泻剂，禁用强泻剂，以免造成流产、早产。大便干结难以排出时，可服用适量蜂蜜、麻油、香蕉或口服石蜡油，绝不可用芒硝、大黄、番泻叶等泻剂，以防引起流产。

（2）适当运动 运动太少，也是导致便秘的原因之一。因此，孕妇应适当参加一些体育活动，避免久坐久站。

（3）定时排便 应养成每天定时排便的习惯，防止便秘。

（4）每天洗澡 洗澡能够促进血液循环，所以有条件可每天洗澡，但千万不能长时间泡在热水中。为促进肛门周围的血液循环，每日可用温热的1：5000高锰酸钾溶液坐浴。

（5）个人卫生 排便后一定要用柔软清洁的卫生纸擦拭肛门；如果内痔脱出肛门外，可用手指将其慢慢按回。经常洗换内裤，保持卫生。

（6）提肛锻炼 像忍大便的动作，将肛门括约肌往上提，如吸气、肚脐内收，再放松肛门括约肌；呼气，一切复原。如此反复，每次做30回，早晚各锻炼1次。

（7）治疗其他疾患 应积极治疗肠道炎症和肛门其他疾患，以避免对直肠、肛门的不良刺激。

（8）药物治疗 痔疮的治疗药有软膏和坐药。痔疮肿痛时，在排便后每天用软膏涂1次，或将药栓放入肛门内。出血较多时，可服用维生素C、长巴克洛（安络血）、槐角丸等药物。贫血者应补充蛋白质和铁剂。如症状严重，应去医院诊治。妊娠时千万不能选择手术治疗。若对痔疮直接注射药剂，应由医生根据情况决定。

妊娠期的痔疮，通常在分娩后腹内压力降低、静脉回流障碍消除后，痔疮可在3～4个月自行萎缩。由于体质因素，产后痔疮仍未萎缩，应去医院，在医生的指导下治疗。

57 孕妇如何防治皮肤瘙痒？

有些孕妇在妊娠期间常常会发生全身程度不同的皮肤瘙痒，多在妊娠前3个月或6个月后发生，一般在分娩后可自行缓解。医学上称为“妊娠瘙痒症”。妊娠瘙痒症在妊娠期较常见，妊娠时瘙痒症的发病率可达2%～4%。

妊娠期皮肤瘙痒症发生的原因还不十分清楚，可能由于妊娠后的内分泌改变，血液内雌激素持续高浓度的影响或黄体酮的作用，使皮脂腺分泌旺盛；也可能由于肝内胆汁淤积、胆红素排泄紊乱而引起。

妊娠期肝内胆汁淤积对胎儿影响很大，可导致早产、胎死宫内和产后大出血等，应引起高度重视；有孕妇在发生皮肤瘙痒数日或数周后，出现皮肤及巩膜黄疸并伴有恶心、乏力、腹胀、腹泻等症状，应引起高度重视。

出现妊娠期皮肤瘙痒症的孕妇，应及时到医院就诊，以排除食物过敏、其他皮肤病和病毒性肝炎等疾病。对妊娠期皮肤瘙痒症的治疗，以外用药为主，可以在局部使用温和的止痒药和含低浓度皮质类固醇的膏或霜剂，也可在局部涂炉甘石洗剂或乙醇止痒，尽量少用或不用全身性药物，避免对母体及胎儿产生不良影响。瘙痒严重、难以忍受者可在医生指导下服用消胆胺，以降低胆酸浓度，达到止痒的目的；或服用苯海拉明、扑尔敏等抗组胺类药物及保肝利胆的中药，但应避免使用有致畸危险的葡醛内酯等药物。平时宜清淡易消化饮食，多食新鲜蔬菜、水果，少吃刺激性食品。此外，保持居室内一定的湿度，防止皮肤干燥，对预防皮肤瘙痒也有益。应尽量避免抓挠止痒，防止将表皮抓伤感染以及加剧瘙痒感。

58 如何防治孕妇水肿?

一方面，妊娠后由于内分泌改变，使体内水分和钠盐潴留；另一方面，由于增大的子宫压迫盆腔及下肢静脉，使血液回流受阻而引起水肿。因此，水肿多发生在下肢的远端，以小腿为主，用手指重压足踝内侧或小腿胫骨前方可出现凹陷性水肿，午后明显。此外，如贫血、营养不足、心脏病和肾病、脾胃虚弱或过食生冷等都可能导致孕妇发生水肿。白天水肿明显，经过夜晚卧床休息后可消退。如卧床休息后仍不消退称为妊娠水肿。妊娠水肿又分为显性水肿和隐性水肿。孕妇下肢皮肤紧而发亮，手指按压后出现凹陷，称为显性水肿。其水肿程度有轻有重，由踝部开始，逐渐扩展到小腿，大腿、腹壁，严重者蔓延到全身，甚至出现腹水。孕妇体表无明显水肿，液体潴留在各器官的间隙或深部结缔组织中，体重增长很快，每周超过0.5千克，为隐性水肿，亦要引起重视。

妊娠水肿若局限在膝盖以下，经过夜晚休息后水肿消退，且不伴有高血压和蛋白尿者，常属于妊娠正常现象，不必治疗，或对症治疗和休息即可控制。但是，必须排除其他原因导致的水肿。若水肿范围超过膝盖，甚至累及全身，并伴腹水者，多为异常，可能存在妊娠高血压综合征，不能掉以轻心，必须到医院查明原因，及时治疗。如何防治妊娠水肿呢?

（1）心情舒畅 对妊娠水肿，孕妇不要过分担心，不要产生紧张心理，应保持心情舒畅，以免加重水肿程度。

（2）注意饮食 注意进食足够的蛋白质、蔬菜、水果，避免过多食用腌制食品，一般不必严格限制食盐；若水肿严重，出现全身水肿者应限制食盐摄入，每日3～5克。中医认为，妊娠水肿多因脾肾虚弱、气滞引起，因此应注意选食具有健脾益肾理气的食物，如鲤鱼、鸭、赤小豆，以及萝卜、山药等。

（3）抬高下肢 睡眠或休息时，抬高下肢，可促进下肢静脉回流。

（4）左侧卧位 取左侧卧位睡眠，可减轻增大的子宫对下腔静脉的压迫，增加血液回流，减轻水肿。

59 孕妇白带增多应注意什么?

在正常情况下，宫颈和阴道会分泌少量白带。怀孕后，卵巢的黄体分泌大量的雌激素和孕激素，并始终保持高水平状态，使阴道和子宫内膜、子宫颈腺体分泌旺盛，白带增多。如果白带呈无色透明蛋清样，或乳白色、稀薄无臭味，属于正常的生理现象。妊娠期白带增多应注意什么呢?

（1）**保持外阴清洁**　孕妇应注意保持外阴清洁，每天用温开水清洗外阴2～3次，但不要清洗阴道内。必须备有专用的浴巾及水盆，防止交叉感染。

（2）**勤换衣物**　每天更换内衣、内裤，洗净的衣裤要在阳光下曝晒，以利杀菌。

（3）**注意便后清洁**　每次排便后，要从前向后揩拭，避免将肛门周围的残留大便或脏物带入阴道内；有条件时可用硼酸水浸泡过的脱脂棉块由前向后擦拭外阴。

（4）**不用碱性清洗剂**　外阴出现瘙痒时，不要使用碱性大的清洗剂，可使用硼酸香皂。

（5）**加强营养**　多吃瘦肉、蛋类、蔬菜、水果等富含蛋白质、维生素、矿物质的食物。

（6）**注意白带性状**　白带增多时，若白带颜色及性状发生变化，甚至有异味，可能是外阴阴道炎，应立即去医院检查治疗。导致胎儿经过阴道分娩时受感染。

60　如何调护孕妇胎漏、胎动不安?

中医认为，妊娠期阴道有少量出血，时有时止或淋漓不断，但无腰酸腹痛者，称为胎漏；妊娠后若有腰酸腹痛或下腹坠胀，或伴有阴道少量出血者，称为胎动不安，常是堕胎、小产的先兆，现代医学称为“先兆流产”。

本病发生的原因，可能由于孕妇体质、气血虚弱，或因跌仆闪挫或劳累过度，或因房事不节，或因受孕之后兼患其他疾病，导致胎漏、胎动不安；如果夫妇之精气不足，胎元不固，而致胎漏、胎动不安。

对胎漏、胎动不安的孕妇，应注意进行调护。

（1）治疗 妊娠期出血的原因很多，如萎缩性受精卵、异位妊娠、前置胎盘、葡萄胎、血液病、子宫颈糜烂、子宫颈息肉、宫颈癌、子宫异常收缩等。因此，当有阴道出血、出现流产先兆时，应立即前往医院，由医生根据情况进行必要的检查，诊断并判定是否保胎。在医生指导下采用药物保胎，若腹痛和阴道出血停止，则可继续妊娠；若腹痛加重，阴道出血增多，出现难免流产，应到医院行清宫术，终止妊娠。切不可盲目保胎，以免造成阴道大出血而危及孕妇生命。

（2）注意休息 有先兆流产的孕妇要绝对卧床休息，避免活动过度，以免发生流产。严禁同房，同时应尽量少做阴道检查，以减少对子宫的刺激。

（3）注意饮食 多吃易消化、清淡、少油腻的食物，注意营养搭配，多食新鲜蔬菜、水果及粗粮，忌食辛辣煎炸及禁烟酒。保持大便通畅，养成按时排便的习惯。同时，注意饮食卫生，不吃不洁食品，以防腹泻而致流产。

（4）解除忧虑 不可避免的流产是对染色体异常的胚胎的自然淘汰，但经过保胎使妊娠至足月分娩，对胎儿的发育常无影响。因此，孕妇心理不要紧张，不要担心和顾虑，应放松自己的情绪，心情舒畅愉快，积极配合治疗。

（5）勿滥用药物 因外伤而致先兆流产者，勿滥用药物，如活血化瘀类药物，否则，会造成不良后果。

61 胎位不正怎样矫正？

一般来说，除了枕前位即胎儿枕骨位于孕妇骨盆入口前方为正常胎位外，其余均可视为异常胎位或胎位不正。常见的胎位不正有臀位、横位、面先露、额先露以及枕横位、枕后位等。这些异常胎位如果处理不及时，或处理不当均可造成难产，危及母婴安全。

分娩前若出现胎位不正（如臀位等）可采用以下方法进行矫正。

（1）胸膝卧位法 排空尿液，解开腰带，双膝分开（与肩同宽），胸肩贴床，头歪一侧，大腿小腿成直角，双手垂于床两旁或放于头两侧，形成头低臀高位，使胎头顶于母体横隔处，借重心的改变使胎儿由臀位或横位转变为头位。每天做2～3次，每次10～15分钟，7天为1个疗程。可于饭前或饭后2小时、早晨起床及晚上睡觉前进行。在此期间每周复查1次胎位。此法适用于妊娠30周仍为臀位或横位的孕妇，纠正的最佳时间是妊娠33～36周。

注意做胸膝卧位时一定要监测胎动情况，若在胸膝卧位时出现胎动过频、胎动减少或胎动消失，应立即请医生处理，以防胎死宫内。

（2）侧卧位法 侧卧位，可同时向侧位方向轻轻抚摩腹壁。每天做2次，每次10～15分钟。此法适用于横位或枕后位的孕妇。

（3）自然倒转法 准备同胸膝卧位，孕妇平卧于床上，臀部置于床尾边缘，两下肢自然下垂或立于床尾边缘，将臀部用枕头或书本垫高20～30厘米，每日2次，每次15～30分钟。

（4）激光或电击转胎法 由医生用激光照射或电流电击至阴穴，每日1次，每次10分钟。当孕妇感到胎儿活动时，可立即采取胸膝卧位。

（5）艾灸穴位法 平卧或坐位，脚踩小凳上，松开腰带，用点燃的艾卷熏双侧至阴穴（双脚小趾端外缘）。每天艾灸1～2次，每次15～20分钟。1周后复查胎位。此法可以兴奋大脑的内分泌系统，使雌激素和前列腺素分泌增多，促进子宫活动，从而使胎儿转位。灸时常感胎动频繁。

（6）外倒转术 子宫张力不大，不太敏感，羊水正常的孕妇，可由医生酌情做外倒转术。行外倒转术的合适时间是妊娠32～36周。

62 孕妇怎样预防流产？

最容易发生流产的时间是在怀孕3个月时，其次是2个月和4个月时。

引起流产的因素很多，孕妇本身的因素，如子宫发育不全、子宫后屈、子宫颈裂伤、子宫畸形、慢性阑尾炎、卵巢肿瘤和子宫肌瘤等，应由妇产科医生检查确诊，并给予相应的治疗，防止再妊娠时发生流产。生活环境的影响，如外出谋生、生活不稳定者流产率高；与孕妇年龄有关，年龄愈大，自然流产率愈高；与流产史有关，初孕有流产史，第2次平安生产的百分率是80%，连续2次流产的人，再怀孕时平安生产的可能性是60%；与精神因素有关，如有流产史的人，再次怀孕时，由于心理压力，精神紧张，流产几率就增高；与工作、职业、疲劳、生活行为和方式、罹患疾病，以及与孕妇体质虚弱、营养不良、内分泌失调、药物中毒、外伤等亦有很大关系。胎儿方面，如胚胎发育不良、发育畸形，或胎膜、胎盘、脐带有缺陷等，也会引起流产。或母婴双方免疫不适，母体排斥胎儿也可引起流产。为了防止流产应采取如下措施。

（1）尽早确诊妊娠　最好每天测量基础体温，如果停经后基础体温的高峰期连续3个星期以上，并且有早孕反应，应早日到医院检查确定是否已怀孕；如确诊，从妊娠开始就接受定期的产前检查。

（2）**避免过于劳累**　从确认已经怀孕起，应停止过于激烈的运动和过于繁重的劳动，避免做粗重的工作，避免突然用力及扭动身体，保持安静，情绪稳定是非常重要的。并适当减轻家务劳动。

（3）**注意保护腹部**　孕妇应避免上下取放和搬运重物，长期站立、下腹用力的工作和频繁上下楼梯。在任何情况下都应注意保护腹部。乘公交车上班，应避免在交通拥挤、人多杂乱的时间上下班，可根据情况调整上、下班时间，若有可能，也可申请“孕吐休假”安静休息，以避免孕早期流产。

（4）**生活规律**　生活要有规律，包括饮食、起居、工作、活动、劳逸都要有规律性，要保证充足的睡眠和休息，避免过劳。

（5）**避免长期外出和频繁的性生活**　避免长途旅行、驾车、乘车和长时间出差。在妊娠早期和晚期应禁止性生活，妊娠中期性生活应适度。

（6）**增加营养**　饮食要多样化，保证营养均衡和吸收良好，以满足孕妇自身和胎儿生长发育的需要。喜欢吸烟、喝酒的孕妇，应戒烟、戒酒，以免影响胚胎发育或造成流产。

（7）**预防疾病**　许多疾病的发生，如感冒、腹泻、肝肾疾患、传染病等，都会造成流产或胎儿畸形，应加强预防。同时，不要乱服药物，以免造成流产或胎儿畸形。有流产史的孕妇，应请妇产科医生分析流产的原因，进行有针对性的治疗。

（8）注意流产征兆 如果有出血或腹痛等先兆流产症状时，应立即停止工作，充分、安静地休息，避免洗澡等活动，并及时前往医院接受妇产科医生的检查治疗，以便尽早采取措施，预防流产。

63 流产后应如何保健？

分娩对身体影响较大，而流产对身体也有明显影响。因此，流产后要注意保健、休息。

（1）休息好 流产后出血完全停止最少需要1周时间，因此，流产后必须卧床安静休息2周，减少活动，避免过劳，不可过早地参加体力劳动，过早地做繁重的家务，以防子宫脱垂。流产后应戒酒，还要严防受寒、受潮。

（2）加强营养 由于孕早期的妊娠反应，以及流产时的失血，使流产后的妇女身体比较虚弱。为此，应增加营养，多吃瘦肉、鸡肉、鱼、蛋、乳品、海产品、大豆制品以及蔬菜水果等，使身体尽快恢复。

（3）注意个人卫生 流产后要注意个人卫生，尤其要保持外阴清洁，勤换内衣、内裤。流产后半个月内不可盆浴，可温水擦浴或淋浴，1个月内严禁过性生活，以防感染。

（4）心情舒畅 流产后不要闷闷不乐，忧心忡忡，要避免忧虑和烦恼，自然流产常为有利于优生的自然淘汰，因此，不必为此忧虑和烦恼，要保持心情舒畅、愉快，让身体尽快恢复。

（5）不可急于再次怀孕 流产后子宫内膜需要4～5个月的修复才能完全恢复正常。流产后过早或急于再次妊娠，不仅对妇女的身体有害，而且对胎儿的生长发育也有不利的影响。从流产后到再次妊娠应间隔4～5个月时间。再次妊娠应注意身体是否完全恢复健康，尤其要注意月经来潮时间和经血量是否已恢复正常。

64 人工流产术后应如何保健？

避孕失败或其他原因，需要进行人工流产术终止妊娠，一般应在停经后2个半月之内进行，因此时胎儿小，手术时出血少，对孕妇的健康影响小。调查表明，初孕妇女做人工流产引起的并发症较多，而且有可能引起以后再妊娠分娩时，出现如早产、产后大出血、胎盘滞留等并发症。因此，未准备生育的夫妻，应采取有效的避孕措施，第一胎尽量不做人工流产。

人工流产术后如果不注意保健，对自身健康和以后生育产生不利的影响。那么，行人工流产术的孕妇应如何注意保健呢?

（1）人工流产术前注意事项 ①术前3天避免性交，以免发生术后感染。②术前常规检查白带，如患阴道炎等，应在治愈后再施行手术，以免发生感染。③术中必须与医生密切配合，身体不要乱动或屏气；若感不适，可适当张口喘气，以免术中损伤子宫等。

（2）人工流产术后保健措施 ①注意休息：术后应卧床休息1～2小时，然后回家，至少休息2周时间。②注意清洁卫生：术后注意保持外阴清洁，使用消毒过的卫生纸、月经带，勤换勤洗。常在阳光下曝晒内衣内裤。术后1个月内不要盆浴和过性生活，以免感染。③阴道流血和感染：若术后阴道出血超过1周或流血量明显增多有血块等，可能为人工流产不全；若术后发热、发冷、腹痛等，可能并发感染；若术后1个月未能按期来月经，应及时去医院检查处理。④加强营养：无论是自然流产还是人工流产，都会失血，产后身体虚弱，因此，应加强营养，多吃补血和含维生素丰富的食物以及富含蛋白质的食物，如新鲜蔬菜水果、瘦肉、鸡、鱼，蛋，乳品、海产品、大豆制品等，以利于身体恢复。

65 如何预防胎儿先天性维生素D缺乏病？

胎儿骨骼、牙齿组织的生长和发育及母体的生理代谢均需大量的钙。若孕妇体内缺乏钙、磷以及钙、磷代谢障碍，不仅孕妇出现贫血、消瘦、疲乏、腰酸腿痛和手足抽搐，还可能难产，同时也可导致胎儿营养缺乏，如先天性维生素D缺乏病。那么，如何预防呢？

（1）注意膳食 孕妇在妊娠期应多食含钙丰富的食物，如小鱼、海藻类、牛奶和奶制品等含钙较多，且易于被人体吸收。也可以服用葡萄糖酸钙、乳酸钙等，但以食物获取为宜。可促进钙代谢平衡，预防维生素D缺乏的发生。

（2）多晒太阳 紫外线照射到人体的皮肤上，可穿透皮肤表面，作用于皮下的7-脱氢胆固醇，经一系列生成过程，成为能帮助体内吸收钙质的维生素D。所以，除了从乳、蛋等食物中获取维生素D外，勤晒太阳也可以预防维生素D缺乏病的发生。因此，孕妇应多参加户外活动。

晒太阳应选在紫外线最充足的时候，根据我国日照情况，紫外线最多的时间是：4月至10月上午8时到下午5时，11月、12月和3月上午9时到下午3时，1月和2月中午12时到下午1时。

除此之外，阳光中的紫外线还有杀菌消毒作用，室内被阳光照射30分钟以上，可达到空气消毒效果。所以，应该经常打开门窗让室内受到阳光照射，以预防感染性疾病。

需要注意的是，紫外线能被玻璃挡住。所以，千万不要隔着玻璃晒太阳，否则，只能获得热量。

66 孕妇如何保持良好的情绪？

孕妇的情绪好坏与变化对胎儿影响很大，对此必须给予足够的重视。虽然母婴之间没有直接的神经传递，但母体的情绪变化，不仅会导致孕妇本身健康状况的改变，而且会导致其生理功能、神经内分泌的改变，使胎儿的生理生化活动发生变化，从而直接或间接影响胎儿的生长和发育。

医学和心理学专家研究发现，孕妇发怒时，血液中的激素水平很快升高，体内的有害化学物质浓度随之迅速增多，这些物质通过血液循环很快分布到全身，且能通过胎盘屏障进入羊膜腔，在胎儿身上直接发生作用，导致日后新生儿在性格和情绪上会还原母亲的性格和情绪。此外，血液中的白细胞是与侵入体内的细菌、病毒进行搏斗的“卫士”，当孕妇发怒时，血液中的白细胞减少，导致身体的抗病能力减弱，免疫力降低，故易引发疾病，这不仅对孕妇健康不利，往往也影响胎儿的生长发育，并使孩子出生后的抗病能力减弱。

有调查发现，一些腭裂、唇裂的婴儿，往往与其母在怀孕期间（尤其怀孕7～10周时）情绪不良有关。

国外调查资料显示，性情暴躁、急躁、情绪波动大、容易发怒、多愁善感、敏感多疑、心胸狭窄的孕妇，发生流产的几率要比情绪正常的孕妇高3～5倍，且孩子的体重明显要轻，并且难产也多于心理正常的产妇。尤其在妊娠早期，胚胎对各种因素敏感性高，孕妇的不良情绪易导致胎儿畸形。

母亲有情绪障碍或经常处于恐惧不安状态，其胎儿出生后易出现神经过敏或成过敏性体质，缺乏健全的适应能力；过度紧张、恐惧，可使体内神经胺类物质产生增多，导致胎儿发育异常；当孕妇情绪低沉，精神不愉快时，可使食欲受影响，吃饭不香，消化、吸收不良，影响胎儿的营养供应以及内分泌调节。

孕妇的情绪和外界环境，就好像胎儿的“精神食粮”。孕妇情绪好，各器官的功能处于最佳状态，能保证胎儿血液和营养的充分供给，有利于胎儿生长发育；乐观的情绪，可增加孕妇血液里有利于胎儿健康的化学物质，形成良好的宫内生活环境。因此，孕妇保持良好的情绪非常重要。

许多研究表明，孕妇的情绪既关系到其自身的健康，也关系到胎儿的生长发育。

那么，在怀孕期间，孕妇如何保持健康、良好的情绪呢？需要注意哪些方面的问题呢?

（1）家庭和睦 尽可能创造和谐、欢乐的家庭生活气氛。

（2）多商量 在生活问题上多与丈夫、家人商量，以求得合理安排。不应多疑多虑，遇事要通情达理。

（3）夫妻间多沟通 夫妻之间要多沟通、多交流、多理解，尤其是有误会、矛盾的时候，丈夫要积极开导妻子，避免妻子情绪受到影响。妻子也应正确对待矛盾，不要过分计较，要大度一些，学会自我安慰。

（4）克服不稳定情绪 由于妊娠会影响孕妇的情绪，应学会自我调节，以积极的态度对待妊娠，保持良好的心态，克制自己不稳定的情绪。

（5）克服悲观情绪 孕妇若情绪悲观，会使肾上腺皮质激素分泌增加，可能导致流产或胎儿畸形；若孕妇受到强烈的精神刺激、惊吓、忧伤和悲痛，内分泌也会发生变化，释放较多乙酰胆碱等化学物质，影响胎儿生长发育；若孕妇情绪过于悲伤和低沉，也会影响食欲，导致消化不良。长久如此，致胎儿营养供给不足，影响其生长发育。因此，应学会自我调节情绪，以良好的情绪及做母亲的希望和责任感度过妊娠及分娩阶段。

（6）保持良好的心境 孕妇可以通过听古典音乐，看一些诙谐幽默、轻松活泼的书籍或到公园、户外散步来调节心情，这对母婴都是有益的。孕妇应努力保持平稳、乐观、温和的心境，健康的情绪、良好的心境，对自己、对胎儿、对家庭都有好处。

67 妊娠早期怎样用药？

药物经吸收后，向全身分布，部分药物能够像氧、二氧化碳、氯化钠、水一样透过胎盘进入胎儿体内，主要分布于胎儿肝脏、脑等器官内。由于胚胎、胎儿的肝脏发育不全，对药物无解毒功能或解毒功能低下，因此，增强了药物的不良反应，而且胎儿中枢神经系统处于分化发育早期，阻碍和抵抗药物毒性的能力也较低，更易受到药物的影响，而致畸形或造成严重的后果。

妊娠早期影响胎儿发育的药物有以下几种。

（1）抗生素 如四环素类药可致胎儿骨骼发育障碍、牙齿变黄、先天性白内障等；链霉素及卡那霉素可致胎儿先天性耳聋，并损害肾脏；氯霉素可使胎儿骨髓受抑制、新生儿肺出血；红霉素能引起胎儿肝损伤；磺胺（特别是长效磺胺）可导致新生儿黄疸。

（2）解热镇痛药 如阿司匹林或非那西丁可致胎儿骨骼畸形、神经系统或肾畸形。

（3）镇静药 如甲丙氨酯可导致胎儿先天性心脏病及发育迟缓，巴比妥类可致胎儿指（趾）短小、单鼻孔，氯丙嗪（冬眠灵）会造成胎儿视网膜病变。

（4）激素　雌激素可造成胎儿上肢短缺（海豹样儿）、女婴阴道腺病、男婴女性化，孕激素可造成女婴男性化，男婴尿道下裂，可的松可造成无脑儿、唇及腭裂、低体重等畸形；甲状腺素亦可致畸。

（5）抗癌药　环磷酰胺可造成胎儿四肢短缺、外耳缺损、腭裂。

（6）其他　大量的维生素A、维生素B会致胎儿畸形，氯苯那敏（扑尔敏）或苯海拉明能造成胎儿肢体缺损。

因此，孕妇在怀孕初期不要擅自服药，应少用或不用药，但患了疾病应在医生指导下选择对胎儿无害的药物治疗。

孕妇在妊娠早期用药应掌握以下原则。

（1）胚胎着床前期　受精后2周之内，孕妇有一定防御能力，细胞为多向性，能够分化成各种组织，此时用药相对安全。

（2）怀孕13～56天　为器官形成发育阶段，胎儿对各种致畸因素非常敏感，此时用药必须特别慎重。

（3）怀孕3个月　为器官形成后期，即胎儿期，此时胎儿的器官均已形成，药物的致畸作用减弱，但胎儿的神经系统、生殖系统、牙齿仍在继续发育，常易受一些药物的不良影响。此期孕妇用药仍需小心。

孕妇怀孕3个月后，用药引起的胎儿畸形不多见，但是由于药物的不良反应可对胎儿产生不良影响。因此，使用药物仍需注意要有选择性。

目前，公认的对胎儿有较大影响的药物和禁用时期见表3。

表3　对胎儿有危害的药物和禁用时期

分类	药名	禁用时间	危害	备注
抗生素	四环素类，包括四环素、土霉素、强力霉素	全孕期	孕早期使用可导致胎儿肢体发育不良、短肢、指和(或)趾畸形、先天性白内障。孕中期和孕晚期使用可导致牙齿发育不良，出生后乳牙发黄，孕妇肝功能异常	与血中钙、磷结合，沉积于骨质及牙齿
	氨基糖苷类，包括庆大霉素、丁胺卡那霉素、链霉素、硫酸妥布霉素	全孕期	孕期使用对第8对脑神经有损伤，可导致先天性耳聋和前庭功能损害，并对肾功能有损害	
	氯霉素	全孕期	可以引起新生儿“灰婴综合征”抑制骨髓，对胎儿器官发育无影响	
抗生素	两性霉素B	全孕期	可导致新生儿肾功能障碍、听力障碍	
	磺胺类	全孕期	可导致新生儿核黄疸、血小板减少、溶血性贫血	
	新生霉素	全孕期	可导致新生儿高胆红素血症	
	呋喃妥英	孕晚期	可导致新生儿贫血	
解热镇痛药	水杨酸、阿司匹林	孕早、晚期	孕早期可使胎儿骨骼发育异常、腭裂、新生儿黄疸和血小板减少症、神经系统和肾脏畸形。	
	吲哚美辛	全孕期	可导致新生儿出血、黄疸、高铁血红蛋白症、动脉导管早闭	
	非那西丁	全孕期	肾畸形、肝功能障碍	

续 表

分类	药名	禁用时间	危害	备注
解热镇痛药	沙利度胺	孕早期	短肢、心脏及听器官缺损、锁肛	海豹样畸形
	氯丙嗪	全孕期	视网膜病变（黑色素沉着）	长时间用药
	氯氮䓬	全孕期	兔唇，脑、心脏、四肢畸形	
	甲丙氨酯	全孕期	可以造成胎儿宫内发育迟缓	
	地西泮	全孕期	可以导致胎儿兔唇	
	司可巴比妥	孕早期	可以造成心脏病、无脑、性器官畸形、兔唇、多指	
	苯妥英钠、扑米酮	孕早、中期	可以造成唇腭裂，指畸形，面形异常，新生儿血小板减少症，心、肾和神经系统功能异常	
抗抑郁药	苯丙胺	全孕期	可致胎儿唇腭裂、多发性骨畸形	
	丙咪嗪	全孕期	可致胎儿唇腭裂，大血管异位、心脏缺损、足畸形	
中枢镇痛药	吗啡	全孕期	可迅速通过胎盘进入胎儿体内，产前使用可导致新生儿呼吸抑制，甚至窒息，产前6小时禁用	

续 表

分类	药名	禁用时间	危害	备注
激素类药	口服避孕药	孕早期	可导致畸形，心脏缺陷	
	己烯雌酚	全孕期	女婴生后晚发阴道腺病或癌（青春期）、男性化，男胎女性化	危害肯定，雌激素代谢产物具有雌激素作用
	黄体酮、睾酮	全孕期（主要在孕早期）	女胎男性化（阴唇融合、阴蒂增大）	作用肯定，女性假两性畸形
	肾上腺皮质激素	孕早、中期	可导致胎儿腭裂、心脏和神经系统畸形、无脑儿、低体重儿	长期大量用（氢华可的松、地塞米松致畸作用未定）
抗糖尿病类药	苯己双胍、甲黄丁脲	全孕期	唇腭裂、多发性畸形、血小板减少、低血糖	
	氯磺丙脲	全孕期	可致新生儿畸形、血小板减少、低血糖	
降压药	利血平	孕晚期	产前孕妇使用可导致胎儿鼻塞或呼吸困难	
	硫酸镁	孕晚期	可导致新生儿高镁血症，表现为肌力松弛、呼吸衰竭	
抗甲状腺素类药	同位素碘	全孕期	可导致新生儿甲状腺功能低下	
	硫氧嘧啶	全孕期	可导致新生儿先天性甲状腺肿大	

续 表

分类	药名	禁用时间	危害	备注
维生素类	维生素A、D	全孕期	过量服用容易导致新生儿黄疸，先天性白内障，骨骼异常，指畸性，肾、肺小动脉狭窄，高钙血症和智力低下	
	维生素K_3、K_4	全孕期	过量服用可导致新生儿核黄疸	
	烟酸	全孕期	过量服用可导致胎儿肢体畸形	
利尿类	噻嗪类	全孕期	可导致新生儿血小板减少，新生儿溶血和出血	
泻药	蓖麻油、番泻叶、大黄末、酚酞	全孕期	引起流产、早产	
抗凝药	双香豆素类	全孕期	可导致胎儿软骨发育异常、神经萎缩、小脑畸形，临产期使用可导致脑出血	
抗过敏药	苯海拉明、氯苯那敏、美克洛嗪	全孕期	可致胎儿唇腭裂等，血胆红素增加，新生儿呼吸抑制	
抗疟药	氯喹、乙胺嘧啶	全孕期	可致胎儿脑积水，四肢缺陷、听神经缺陷、视网膜病变	
	奎宁	全孕期	可致胎儿多发性畸变，肾脏损害，耳聋，并可使孕妇流产	
抗癌药	抗代谢类，如甲氨蝶呤、巯嘌呤	孕早期	致胎儿颜面及头部为主的畸形	危害肯定
	烷化剂，如环磷酰胺	孕早期	致胎儿腭裂、外耳、四肢缺陷	危害肯定
	苯丁酸氮芥	孕早期	致胎儿肾、输尿管缺损	危害肯定

目前有资料证明，部分中药、中成药在孕期服用也会影响胎儿。从药物性能来看，凡属重症、滑利、攻破、峻泻、辛香走窜、大毒、大热的药物都在禁忌的范围内。表4就是孕期应该注意服用的中药。

表4　孕期注意服用的中药

	举例
禁用的中药	麝香、牵牛、水蛭、巴豆、虻虫、蜈蚣、莪术、土牛膝、三棱、蟾蜍、斑蝥、芫花、铅粉、大戟、水银等
慎用的中药	桃仁、蒲黄、五灵脂、乌头、甘遂、没药、硼砂、苏木、雄黄、枳实、肉桂、大黄、王不留行、芒硝、生南星、木通、干姜、穿山甲、附子、冬葵子、马鞭草、凌霄花、刘寄奴、皂角刺等
不能单独应用的中药	滑石、槟榔、当归尾、郁金、红花、厚朴等
忌用的中成药	牛黄解毒丸、牛黄清心丸、跌打丸、舒筋活络丹、小活络丹、大活络丹、开胸顺气丸、龙胆泻肝丸、复方当归注射液、苏合香丸、六神丸、至宝丹、小金丹、紫雪丹、黑锡丹、风湿跌打酒、十滴水、玉真散、失笑散、益母草膏等
慎用的中成药	牛黄上清丸、防风通圣丸、藿香正气丸、蛇胆陈皮末等

68 妊娠期应做哪些检查？

正常情况下，整个妊娠期要求做产前检查9～13次。具体要求是：从妊娠开始（一般首次检查应在停经后12周内进行）到第7个月，每月1次；妊娠8～9个月，每月2次；妊娠第10个月开始，7～10天1次。如果有异常情况

（如流产或妊娠高血压综合征等），必须增加检查次数，或按医生要求及时检查。

产前检查的内容和项目医院各有不同，但体重、血压、尿常规、心肺情况、胎儿发育及胎位情况等必须检查。

（1）血红蛋白 除在首诊时测定血红蛋白外，在妊娠中期和晚期还应定期检查。因为，随着妊娠月份的增加，孕妇更易发生贫血。

（2）尿常规 主要检查尿糖和尿蛋白，以便早期发现糖尿病和妊娠高血压综合征，首诊和定期检查均应做尿常规检查。

（3）乙型肝炎表面抗原 乙型肝炎是以血液为媒介的传染病，因此，分娩时有传染给胎儿的危险。如果孕妇乙肝表面抗原阳性，应积极采取预防措施。

（4）血型 首诊时，应同时采其丈夫一起做ABO型和RH型检查，以预测有无血型不合。

（5）风疹抗体 此项检查可确定母体是否被风疹感染。因孕妇感染风疹，则易出现畸形儿。

（6）弓形体抗体 孕妇若感染弓形体，则影响胎儿大脑和神经的发育。

（7）梅毒血清反应 目的是查清孕妇是否患有梅毒。一般在首诊和妊娠期间各查1次。如在胎盘形成前发现梅毒，可服用或注射有效抗生素，以防止胎儿感染。在孕早期检查梅毒血清反应是非常必要的。

另外，在孕期还应定期做产科检查，检查项目有。

（1）血压 每次定期检查时都应测量血压，以发现有无高血压或低血压；如有血压升高，应警惕妊娠高血压综合征。

（2）身高和骨盆外测量 应在首诊时进行。骨盆外测量就是用骨盆仪测量骨盆的入口、出口直径，以判断胎儿能否自然分娩。

（3）体重 每次检查都应测量体重，体重异常增加，较有可能发生妊娠高血压综合征。

（4）腹围、子宫底的测量 这是为了查看胎儿是否顺利成长。如果按妊娠周数的比率，腹围过大时，则可能是双胞胎或羊水过多症等。

其他还包括全身发育、营养状况、体态、有无水肿、胎儿心音等检查。此外，还应做血常规、血小板、红细胞沉降率、血糖值、肝功能、出凝血时间等检查。根据需要还应进行尿中雌醇值测定、羊水分析以及心电图、超声波等。

69 孕期B超检查什么？

“B超”是人们十分熟悉的一种超声检查，是向人体内部发射超声波，并接受其回声信号，利用其所显示的波型、图像（声像图）和信号音（多普勒）进行疾病检查的方法。

B超是产前检查的一个项目，孕妇怀孕5周就可以做B超检查了。B超可以观察妊娠部位是否正常（排除宫外孕），胚胎是否存活。在怀孕的第13周之后，B超可以清晰地显示胎儿的头颅、躯干、心、肺、肝、脾、胃、肾、膀胱等内脏器官和四肢骨骼。通过测量所得到的数据，估计胎儿发育情况。还能确定胎位及胎盘位置，评估胎盘功能，选择分娩方式。

对于异位妊娠，B超有辅助诊断意义。例如，对怀孕早期阴道流血者，B超可确定胚胎是否存活，能否继续妊娠，有无异常妊娠或葡萄胎。妊娠中、后期发生阴道流血者，可以确定有无前置胎盘及胎盘的类型，或者是否存在胎盘早剥的现象。对于子宫异常增大的孕妇，可以确定羊水过多还是多胎妊娠，观察胎儿有无畸形。

若怀疑有染色体异常的遗传病胎儿，可在B超下抽取少量绒毛组织、宫内脐血或羊水，进一步做遗传学检查。

整个孕期需做几次B超，需视孕妇的具体情况而定。一般来讲，至少需做3次B超。第一次检查是在早孕3个月内，此时可确定怀的是单胎还是多胎，并可测量胎儿双顶径、头围等。因为此阶段胎儿B超多项指标误差较小，便于核对孕龄。第二次检查安排在孕28～30周，目的是了解胎儿发育情况，是否有体表畸形，还能对胎盘种植的位置及羊水量进一步了解。最后一次检查是在孕37～40周，目的是确定胎位、胎儿大小、胎盘成熟程度、有无脐带绕颈等，进行临产前的最后评估。

70 B超检查对胎儿有害吗?

正常人耳能听到的声波频率在20～20 000赫兹。超声技术已在医学上得到广泛的应用，从A型脉冲超声诊断仪，B型脉冲超声诊断仪及由B型诊断仪演变来的M型超声诊断仪，到超声多普勒仪、超声CT、超声全息照射诊断仪、超声体外碎石机等，广泛应用于临床。超声技术有较高的灵敏度和分辨率，是目前唯一能实现观察心脏内部结构（腔室和瓣膜）等的影像诊断方法。它的优点是无损伤、无痛苦，对患者无电离辐射，可以反复进行检查，尤其适用于软组织的诊断。

目前，国内外各种“B”超仪器用于诊断的超声剂量对胎儿和孕妇尚未发现不良影响。因此，超声波检查是安全的，是目前首选的产科诊断及对胎儿监护的方法。

应该注意，在胚胎发育的早期，特别是在妊娠31～64天，是胚胎分化和形成的关键时期，也是胚胎的高敏阶段，此时做B超检查有可能造成胚胎发育异常。美国专家的动物实验表明，妊娠大鼠在孕早期连续接受超声扫描后，可致鼠胎出生时体重下降。我国也有临床发现，怀孕6～9周的孕妇做超声扫描后，取绒毛组织分析，发现姐妹染色体交换（SCE）明显上升，说明染色体DNA受损。北京某医院研究证实，B超检查对孕早期绒毛超微结构、细胞膜有直接损害作用。

因此，孕早期应慎做或不做B超。如果必须做B超，应以少剂量、小的辐射强度和最短的辐射时间为宜。

分娩前后

71 什么是胎教?

计划生育作为我国的一项基本国策，“只生一个好”已为广大新婚夫妇普遍接受。既然只生一个，优生优育就成了核心问题。为此，那些年轻的“准父母”们格外珍视自己的宝宝，往往一怀孕不仅注重孕期保健养胎、科学育儿等问题，而且也乐意接受孕期胎教。通过各种胎教书籍、胎教磁带对胎儿进行胎教，对未来的宝宝寄予深切的希望，希望创造出一个“神童”。那么，胎教是怎么回事，究竟什么是胎教呢?

胎教一词源于古代。我国2000多年前的医学著作《黄帝内经》中就有胎教的记述，唐代孙思邈《千金方》、宋代陈自明的《妇人大全良方》、明代医著《医学入门》和《奇效良方》、清代《古今图书集成医部全录》等都有对胎教的详细论述。那么，古人是怎么认识胎教的呢?

《辞海》中胎教是这样解释的：“胎儿在母体中能够受孕妇的言行的感化，所以孕妇必须谨守礼仪，给胎儿以良好的影响，叫‘胎教’。”

现代医学则从科学的角度阐明了胎教的定义。所谓胎教，主要是通过胎儿已有的视、听、触等感觉，以一定的方式对其进行多方面的刺激，以促进其大脑组织的发育。

西方也有胎教的记载。公元前5世纪，古希腊著名学者苏格拉底的著作中就有了胎教的记录。19世纪80年代，英国生物学家高尔顿创立了“优生学”。胎教学说也随之得到进一步的充实和发展。

近20年来，欧美一些国家纷纷成立了胎教研究机构和胎教中心，致力于胎儿智力、体力的全面开发研究，取得了令人瞩目的成就。近几年，我国医学工作者对胎教的研究和应用也取得了相应的进展。

妊娠期间胎教并不是胎儿可以受到母亲的直接教育，而是通过不断调整完善母亲的心境，营造一个完美的空间，经过血液中的营养和化学物质的信息传递与沟通，以直接或间接地影响胎儿神经系统的发育和性格的形成。

即将为人父母，应该通过调整孕妇身体的内外环境，为胎儿生长发育创造一个良好的、优雅、和谐的理想环境，通过科学的方法和手段给胎儿一些良性刺激，积极主动地对胎儿进行训练和教育，使胎儿的身心发育更加健康成熟，从而也为婴儿出生后继续接受教育和促进智力发展奠定良好的基础，使其将来拥有更加健康的体魄和聪明的头脑。

72 现代胎教包括哪些内容？

古代的胎教是重胎养而轻胎教。随着社会的进步和科学的发展，人们对胎教的认识越来越深，提出了更全面和科学的胎教内涵和理念。现代胎教包括三方面内容。

（1）创造最优良的条件以保证胎儿正常发育 孕妇要提高自身的文化素质，保持情绪稳定，心情愉快，避免精神紧张等不良刺激，生活要有规律，饮食均衡，环境卫生、安静，宜在环境优美、空气新鲜处散步，要掌握必要的胎教知识，在科学养胎的基础之上进行胎教。

（2）对胎儿进行动作训练 孕妇要采用某些适宜的方法对胎儿进行感觉教育，如抚摸胎教法等，即轻轻地拍打或抚摸胎儿，以刺激胎儿主动运动的积极性和动作的灵敏性。

（3）对胎儿进行听觉训练 着力于加强孕妇和胎儿的沟通，开发音乐胎教法、对话胎教法等，对胎儿进行听觉训练。音乐和语言的胎教，多在妊娠后期进行。轻松愉快的乐曲既可促进胎儿的身心发育，还能培养其出生后对音乐的兴趣。孕妇或丈夫可采取唱歌、朗诵或讲故事等形式，使胎儿接受人类语言的声波信息，这对孩子出生后的语言发展很有好处。

73 孕妇分娩前有哪些先兆？

妊娠已足月（进入第38周）的孕妇，若出现下述征象，则预示不久将临产，应做好送往医院分娩的准备。

（1）不规则宫缩 孕妇自感轻微腰酸，腹部变紧变硬，子宫不规则收缩的频率增多，持续时间短，常少于30秒，收缩力弱，且强度并不逐渐增加，常在夜间或卧床时出现，清晨或活动时消失。

出现不规则的子宫收缩不必急于入院，只需注意保持外阴清洁。但是，如果孕妇出现较规律的阵痛，即不规则宫缩转为有规律性的子宫收缩，每10～15分钟发作1次，间歇5～6分钟，每次持续30秒以上，历时1小时不见缓解，且间隔时间逐渐缩短，阵痛持续时间逐渐延长，宫缩强度逐渐增强，应尽快到医院待产。

（2）阴道血性分泌物 由于不规则子宫收缩频繁，致使宫颈内口附近的胎膜与子宫壁分离，毛细血管破裂，因而有少量出血，血液流入阴道，同子宫颈的分泌物一道从阴道排出，俗称“见红”或“血先露”。一般见红1～2天或更长时间才可能临产。

（3）小便频数 初产妇在临产前2周左右，由于胎头逐渐入盆，压迫膀胱，可能会出现小便次数增多、行走不便、腰酸等，这些征兆提示孕妇准备入院待产。

（4）阴道流水 突然大量或少量持续不断地从阴道流出淡黄色水样物，这就是羊水破膜流出。破膜后，由于子宫腔与外界相通，增加了上行感染的机会，为防止感染，局部可使用消毒会阴垫；同时有胎头浮动或胎位不正时易导致脐带脱垂的危险，此时，孕妇应就地取卧位，再转送医院，以减少脐带脱垂的危险。总之，一旦“破水”，预示着胎儿已临近降生，无论有无子宫收缩，都应及时就医待产。

74 孕妇分娩前要做哪些准备？

分娩前的准备工作事关重大，它关系到分娩时母子的安危。尤其是初产妇，要做好充分的精神和物质准备，对临产应有正确的认识。

（1）分娩前的精神准备 著名医籍《产科心法》里说：“足月如临盆，瓜熟而蒂落，本无惊恐之状，理应消除一切顾虑，不必心惊而恐怕。”十月怀胎，一朝分娩。越临近生产，孕妇心理越不稳定，心情越复杂。一方面，心中充满了兴奋，为即将拥有自己的孩子而感到高兴；另一方面，为将要面对生产的境况而感到不安。恐惧心理、忧愁心理、紧张心理、焦虑担心、惶恐不安，这些消极情绪都可影响正常分娩，造成难产。其实，分娩是一个正常的生理过程，绝大多数孕妇是能自己顺利分娩的，要正确对待分娩，要相信自己的这种本能。树立自信和勇气，解除不必要的顾虑，消除对分娩的恐惧和紧张心情，保持心情舒畅，精神愉悦、轻松，配合医生和护士，以愉快的心情迎接宝宝的诞生。

（2）分娩前的身体准备 分娩时，产妇消耗的体力较大。因此，在产前应休息1周，除加强营养外，必须有规律地生活，充足的睡眠，养精蓄锐，劳逸结合，不要从事重体力劳动，但可适当运动。同时，要注意居室卫生和个人卫生，勤洗澡更衣，禁止性生活，以预防感染和出血。

（3）分娩前的物质准备 分娩前做好充分的物质准备，例如，产妇必用的卫生纸、卫生巾、床单、枕头、垫布、睡衣、脱脂棉等；婴儿必用的衣服、帽子、尿布、脐包带、纱布、被子、褥子、包毯、婴儿露、爽身粉、香皂、消毒液、奶瓶等。孕妇临产前穿的衣服，尤其是内衣、内裤，以吸汗、宽松、柔软、清洁的全棉制品为宜，不宜穿紧身、不透气的化纤衣物；穿布底软面鞋。卫生纸、卫生巾应该高温消毒或日光曝晒消毒。孕产妇的居室要温暖、通风、采光好，床铺柔软舒适；夏季炎热时，要有良好的降温措施。

（4）住院分娩前的准备 一是要备好围产期的保健卡、病历、母子健康手册和现金。提前联系好交通工具，以便夜间临产时能及时将其送往医院。准备好日用杂物，包括洗漱用具1套、水杯1个、汤匙1把、饭碗2个、消毒卫生纸和卫生巾若干、干净内衣2~3件、内裤2~3条、乳罩2~3个等，将各种物品整理包好备用。并准备少量鸡蛋、红糖、饼干、糕点和巧克力、牛奶等，供产程中或产后使用。二是准备好出院时所需的物品，包括产妇的衣服、鞋袜、头巾或帽子，根据不同的季节准备好相应的衣服等；婴儿服、尿布或止尿裤若干、小毯、帽子等，如天凉可带小棉被或小斗篷。三是家中的准备。混合或人工喂养者，出院前应备好婴儿奶粉及消毒的奶瓶与奶嘴。居室要清洁、干燥、温暖。

75 孕妇应何时入院待产？

一般来讲，在预产期前后2周内分娩都是正常的。身体正常的孕妇不用提前入院待产。入院太早，长时间等待分娩，会产生烦躁情绪，精神紧张，且易疲劳，往往引起滞产；入院太晚，易发生意外，危及母婴生命。因此，出现下述征兆后入院比较合适。

（1）临近预产期 已妊娠40周，即预产期已到，如果平时月经正常的话，基本上是预产期前后分娩，不管是否发作，皆应入院待产。

（2）子宫收缩增强 临产前，胎头下降压迫膀胱，从而小便次数增多，腰骶部酸胀，阴道分泌物增多，出现腹部阵发性疼痛，宫缩持续时间不规则，间隔时间较长。当宫缩间歇时间逐渐缩短，宫缩增加到每10～15分钟1次，持续时间逐渐延长，强度不断增加时，应及时入院待产。

（3）尿频 通常孕妇小便次数多，间隔时间短，若突然感觉到离不开厕所，这说明小儿头部已入盆，即将临产，应立即入院。

（4）见红 分娩前24小时内，80%的孕妇阴道出现血性分泌物（俗称见红），或突然间阴道大量流水（胎膜已破），应立即入院待产。

（5）危急情况 可能出现特殊变化的孕妇，未到预产期如有不适，应马上到医院就诊住院，在医院治疗或待产。如：①孕妇突然感到头昏、眼花、胸闷等不适，门诊检查血压高于130／90mmHg，或有蛋白尿及水肿的孕妇，需要提前住院待产。②早破水。临产前阴道有大量水样液体流出，如小便样，不能控制，则为早破水，易发生脐带脱垂，危及胎儿生命，孕妇应立即平卧，急诊住院，以防急产。③大出血。出血量增多，大于以往月经量，可能为胎盘早剥，应立即住院，以防发生意外。④如腹部疼痛剧烈，间歇时间短或无间歇，腹部压痛，也应住院就诊，以防急产。⑤胎位不正（臀位、横位）的孕妇；患有心脏病、肝病、肾病、妊娠中毒症等的孕妇；突然头痛、胸闷、抽搐的孕妇；无痛性阴道流血且血量较多的孕妇，在临产时很可能出现病情变化，都应提前住院待产。⑥其他，如骨盆小、有死胎或早产史，或难产，或剖宫产史，曾经做过腹部大手术，曾有过产后大出血的孕妇，初产不满20周岁或超过35周岁的孕妇，为防止发生难以预料的危险，都应提前入院待产。

76 孕妇怎么知道自己快要分娩了？

由于孕妇身体情况不同，临产征兆出现的时间和程度也不同，下面列举一些有代表性的临产征兆。

（1）胃部压迫感消失 在怀孕35～36周，子宫宫底由最高逐渐下降，随着分娩临近，子宫口和产道变软，胎儿逐渐下降到骨盆，因而对胃的顶压明显减轻。

（2）尿频 由于下降的胎头压迫膀胱，所以多出现尿频。

（3）腰痛、大腿根胀 这是因为胎头下降，压迫骨盆内神经而表现出大腿根胀、大腿抽搐、腰痛等症状，也是临产的征兆。

（4）胎动次数减少 由于子宫经常收缩，使胎儿难以活动，以及临产前胎儿位置固定，所以活跃的胎动逐渐减少了。

（5）肾脏有重压感 由于子宫压迫神经，肾脏附近（腰部）有重压感。

（6）阵痛 最初由于子宫不规则的收缩，产生下腹部阵痛、腹胀，如果子宫从不规则收缩转为有规律的收缩，阵痛也变得有规律了，阵痛逐渐加强，间歇时间缩短。阵痛是临近分娩的征兆，当阵痛开始后，应做好入院的准备。

（7）见红　为即将分娩的征兆，子宫颈慢慢张开，阴道分泌物增多，呈透明或白色黏性分泌物，如果阴道排出茶色的血性分泌物，称为“见红”，也是临产的先兆，应及时住院。

（8）破水　胎膜破裂，正常多在宫颈口开全时，透明清亮的羊水会从阴道流出，可能是大量流出，也可能是少量流出。破水后24小时内可正式临产。而胎膜过早破裂后易引起脐带脱垂或胎儿宫内感染，故应立刻平卧送入医院。

虽然出现上述征兆，但也并不会马上就要分娩，若出现阵痛、见红、破水这三种情况中的任何一种时，就必须立即入院待产。

77 哪些方法可以减轻分娩疼痛？

阵痛（或称分娩痛）被认为是分娩过程中不可避免的。能否减轻分娩的疼痛，这是古今医学界一直在研究的课题。时至今日，仍然没有完美无痛的分娩方法。但摸索出了一些减轻疼痛的有效方法。

（1）营养　有研究发现，全面获取均衡的营养可以使分娩疼痛减轻。因此，孕妇应多吃富含锌的食物，如核桃、荔枝、松子等，每日喝1杯鲜奶以补充钙质。

（2）听胎教音乐 每天听胎教音乐，用柔美悦耳的音乐陶冶孕妇的情操，分娩时再听到这些音乐，孕妇情绪会顿时平静，能减轻分娩疼痛。

（3）适量散步 产前坚持每天适量散步，有利于缩短产程，减少分娩疼痛。

（4）充足睡眠 孕妇分娩时要抓紧时间睡觉，充分休息，养足精神，对恢复体力十分有益。

（5）镇静 临产时的阵痛是可以忍受的，不要乱喊乱叫，否则会延长产程，加重疼痛。

（6）丈夫的关爱 分娩时丈夫最好在旁陪伴，协助护理和鼓励妻子，对稳定她的情绪很有益，可以消除其恐惧感，增加安全感，有益于减轻疼痛。孩子生下后，家庭关系也显得亲密融洽。

（7）深呼吸 阵痛发作时，自然缓慢地深吸气；宫缩过后，缓慢地将气呼出。

（8）按摩 当宫缩强烈、腹痛剧烈、呼吸调节效果欠佳时，可做适当的按摩，即吸气时由下腹两侧到中央，呼气时由中央到两侧，反复按摩，疼痛间歇时停止，或随呼吸进行环形按摩，两种方法可交替进行。可由孕妇、丈夫或助产人员做。

（9）按压 宫缩时用手指或手掌按压最不舒服的部

位，如腰部、骶部等，以减轻疼痛。

（10）**屏气**　当宫口开全后宫缩时，全力握住床边把手，向下屏气，有助于分娩。

（11）**短促呼吸**　当胎头娩出后，要立即改为浅表呼吸，防止分娩过快，损伤产道。

（12）**药物**　一是通过用药提高产妇的痛阈；二是采用药物麻醉法，如全身麻醉、脊柱内麻醉和子宫颈旁麻醉三种方法，麻醉法对减轻分娩的疼痛最为有效。但必须在有麻醉指征的情况下使用。

（13）**无痛分娩仪**　应用无痛分娩仪协助分娩是当前无痛分娩较好的办法。此外，利用电刺激产妇腰部促进分娩、减压无痛分娩等，也有益于减轻分娩疼痛并促进顺利分娩。

以上方法的综合运用，可大大减轻分娩疼痛，并可取得明显的临床效果。

78 分娩前如何安排饮食？

在分娩前，产妇一定要重视饮食营养。很多产妇由于子宫收缩带来疼痛或因心情焦虑而不愿进食，甚至还会发生呕吐，这对分娩是非常不利的。分娩要消耗很大的体力，必须进食以满足能量的需求，否则会造成难产。因此，应特别重视饮食营养。分娩前，产妇一般心情都比较紧张，不想吃东西，或吃得不多，为补充营养，增强体力，应注意饮食的选择和安排。

（1）要求食品的营养价值高和产热量高 这类食品很多，如鸡蛋、牛奶、瘦肉、鱼虾和大豆制品等。

（2）要求食物少而精 可防止胃肠道充盈过度或胀气，以利于顺利分娩，鼓励产妇尽量少吃多餐，选择容易消化、低脂肪的饮食。

（3）以半流质为主 分娩过程中消耗水分较多，因此，临产前应多吃含水分较多的半流质饮食，如面条、大米粥、饼干、蛋糕、面包、牛奶等。民间习惯于临产前让孕妇吃白糖（或红糖）鸡蛋或肉丝面条、鸡蛋羹或多喝些糖水等，这些都是临产前较为适宜的饮食。

（4）巧克力 巧克力富含脂肪和糖，产热量高，还含有铁、钙以及维生素B_2等，孕妇临产前和分娩过程中可吃一些巧克力（不宜过多）补充能量，尤其对于那些不思饮食的临产妇女更为适宜。

（5）忌食油炸食品 临产前不宜吃过于油腻的油炸、油煎食品。

爱心小贴士

丈夫应对妻子更加关爱，多一些赞扬，多谈心、交流思想，常陪妻子一起散步、听音乐、读书等，加深对妻子的关心和爱恋；同妻子一起畅谈对未来家庭的安排和发展计划，尤其对未来小宝宝的养育和培养目标等问题。夫妻间要互相关心、互相体贴。妻子怀孕后，脸上会出现色素沉着，体态也发生了变化，变得有些“丑”了，此时，丈夫应对妻子更加爱恋和体贴。

79 分娩时应吃哪些利于催生的粥品？

孕妇临产时，因疼痛而不愿进食，或者经常食用鸡蛋等不易消化的食物。为了有足够的体力完成分娩，在临产时可吃些有利于催生的粥品，现介绍如下。

（1）海带粥

用料：海带100克，粳米100克，陈皮2片，白糖适量。

制用：将海带用清水浸泡、洗净切细，粳米洗净，陈皮用清水浸透洗净。取锅放水煮沸后，加入粳米、陈皮、海带，并不时搅动，用小火煮至粥熟，再加白糖调味即可，愿食咸味也可加精盐。

功效：补气养血，清热利水，安神健身。产妇临产时食用，能积蓄体力，有助于分娩，并能起到催生作用。

（2）空心菜粥

用料：空心菜150克，粳米100克，精盐少许。

制用：将空心菜漂洗干净，切细，粳米洗净。取锅加水将粳米煮至粥将成时，放入空心菜、精盐适量，再续煮成粥。

功效： 清热、凉血、利尿。孕妇临产食用能滑胎，以助分娩。

（3）豆腐皮粥

用料： 豆腐皮50克，粳米100克，冰糖适量。

制用： 将豆腐皮漂洗干净，切成碎片，粳米淘洗干净。取锅加水及粳米，先用旺火煮沸后，再改用小火煮至粥将熟时，加入豆腐皮、冰糖，缓煮至粥熟。

功效： 滑胎催生。产妇临产前食用，可使胎滑易产，缩短产程，是产妇产前的保健佳品。

（4）紫苋菜粥

用料： 紫苋菜250克，粳米100克，精盐适量。

制用： 将紫苋菜洗净切丝，粳米洗净。于锅内加水煮粥，粥将熟时加入紫苋菜，适量精盐，也可加适量猪油、味精，粥熟即可食用。

功效： 产妇临产时食用，能利窍，使胎滑易产。

80 孕妇怎样做可顺利分娩？

关系到分娩是否顺利安全的因素有三：产力、产道和胎儿。子宫及腹肌收缩将胎儿及胎盘从子宫向外推出的力量叫产力，产道是胎儿娩出的通道，胎儿的大小、有无畸形都能影响分娩。那么，孕妇怎样做才有利于顺利分娩呢？

（1）做好孕期保健 孕期要合理安排饮食、工作、休息和运动，注意适当的增加营养和体重，做好孕期保健。

（2）练习呼吸运动 产前练好腹式呼吸、胸式呼吸、短促呼吸运动，以备产时运用。

（3）全面检查 在足月临产前（妊娠37～38周），应前往医院进行全面检查，对产道、胎儿、宫缩力等做正确评估，以初步预测分娩是否顺利。

（4）心态良好 对分娩要有充分的精神准备，产程中子宫收缩疼痛时不要大喊大叫，要保持平静良好的心态，保持旺盛的精力，排空大小便，做腹式呼吸以缓解疼痛，并与医生、助产士密切配合。

（5）正确用力 当宫口开全进入第二产程时，在医师指导下，运用好胸式呼吸，正确用力，要充分吸气，且吸入后不要立即用力。

（6）结束分娩 胎儿娩出后5～15分钟，一般不超过30分钟，胎盘会自动剥离、娩出。分娩后要在产房观察休息2小时。此时可喝些红糖水，少量进食，轻揉子宫，促进子宫收缩，结束分娩。

81 自然分娩和剖宫产选哪个？

自然分娩，又称顺产，是在产力的作用下，不用外力干涉，胎儿头部通过母体产道最小径线，自然娩出的过程。它是人类自然的生理过程和正常的生理现象。妊娠足月后，子宫肌肉出现有规律的收缩，随之子宫口渐渐开全，胎儿从子宫产出。凡妊娠28周以后，经腹部切开子宫取出胎儿的手术，称为剖腹产术，又称剖宫产。好多女性都在剖宫产与顺产之间徘徊不定，它们各有各的特点，各有各的好处。然而，不同的分娩方式对于产妇的适应证也是不一样的。

以下情况可以考虑剖宫产。

（1）产妇方面 骨盆狭小、变形，或头盆不称，或子宫收缩乏力者，出现产程过长，用各种方法处理仍无效者。或胎位异常，如横位、额后或臀位胎儿较大者。或产前发生严重出血，如前置胎盘、胎盘早期剥离、先兆子宫破裂等。

（2）胎儿方面 胎儿宫内窘迫治疗后无效者；或脐带脱垂，胎心尚好，子宫口尚未开全者；或胎盘功能试验结果明显低下者；或孕妇高龄初产35岁以上；或有难产史而无子女，估计从阴道娩出有困难者。

近些年来，剖宫产指征有所放宽，许多困难的产钳、臀位牵引等都由剖宫产取代了，随着剖宫产的增多，各种各样的并发症也增多了，如产褥感染，晚期子宫大出血，甚至需行子宫切除，所以剖宫产手术不可滥用，是选择顺产还是剖宫产，产妇生产时应多征询医生的意见。顺产和剖宫产的优缺点见表5。

表5 顺产和剖宫产的优缺点

分娩方式	优点	缺点
顺产	（1）产妇产后恢复快。生产当天就可以下床走动。一般3～5天就可以出院 （2）花费较少 （3）产后可立即进食，可喂哺母乳 （4）仅有会阴部位有伤口，同时并发症少 （5）对婴儿来说，从产道生产肺功能得到锻炼，有利于婴儿建立正常的呼吸；其神经、感觉系统发育较好，整个身体功能的发展也较好	（1）阴道松弛，但产后运动可以避免 （2）发生产后感染或产褥热，尤其是早期破水，产程延长者 （3）胎儿过重，易造成肩难产，会导致新生儿锁骨骨折或臂神经丛损伤 （4）产前阵痛，但可以无痛分娩
剖宫产	（1）剖宫产的手术指征明确，麻醉和手术一般都很顺利。可以免去母亲遭受阵痛之苦。腹腔内如有其他疾病时，也可一并处理，如合并卵巢肿瘤或浆膜下子宫肌瘤，均可同时切除。做结扎手术也很方便。 （2）对已有不宜保留子宫的情况，如严重感染、不全子宫破裂、多发性子宫肌瘤等，亦可同时切除子宫。减少了并发病和合并症对母儿的影响	手术时可能发生大出血及副损伤，损伤腹内其他器官，术后也可能发生泌尿、心血管、呼吸等系统的合并症。手术中即使平安无事，但术后有可能发生子宫切口愈合不良、晚期产后流血、腹壁窦道形成、切口长期不愈合、肠粘连或子宫内膜异位症等

82 剖宫产术后应注意什么？

剖宫产与自然分娩相比，更须加强护理，以确保母婴平安。剖宫手术后，一般7天拆线，如无异常，9～10天即可出院。剖宫产术后应注意些什么呢？

（1）不宜平卧 术后麻醉药作用消失，产妇伤口感到疼痛，而平卧时对子宫收缩的疼痛最敏感，故应采取侧卧位，将被子或毛毯垫在背后，使身体和床成20°～30°，以减轻身体移动时对切口的震动和牵拉痛。

（2）不宜静卧 术后需卧床休息，但睡得太多对身体也不利，会造成恶露积聚子宫。术后，当知觉恢复后，就应进行肢体活动，24小时后练习翻身、坐起，并下床慢慢活动，这样不仅能增强胃肠蠕动，尽早排气，而且还可预防肠粘连及静脉血栓形成而导致的其他部位栓塞；应设法给孩子喂奶，不要造成乳汁淤滞。

（3）不宜过饱 剖宫产手术时肠道受到刺激，胃肠道的正常功能被抑制，肠蠕动减慢。因此，术后如多食，会造成食物难以消化，使肠内代谢物增多，滞留时间延长，这不仅可造成便秘，而且产气增多，还可使腹压增高，不利于康复。所以，术后6小时内须禁食，待肠蠕动恢复后再逐渐增加饮食量。

（4）注意恶露的排出情况 若宫缩不良、子宫修复不好，则恶露易蓄积于子宫内排不出来而导致感染，应每天测体温2次，若体温超过38℃，则可能合并感染，应立即找医生检查。

（5）**注意手术切口有无感染** 若不活动时，腹部切口仍有胀痛或跳痛，提示可能有切口感染。注意切口表面是否发红、肿胀，若触摸切口疼痛、局部发硬，应立即诊治。

（6）**及时排便** 术后若不能及时排泄大小便，则易造成尿潴留和大便秘结，故术后不要因疼痛而憋尿、忍便，应按时大小便。

（7）**不要过早地操劳家务** 剖宫手术后应充分休息，不要过早地操劳家务，以免影响身体复原。

（8）**少食鱼类** 据研究，鱼类含有一种有机酸性物质，它有抑制血小板凝集的作用，不利于术后止血和伤口愈合。

（9）**严防感冒** 感冒会降低身体抵抗力，易致伤口易发生感染，同时，感冒咳嗽可影响伤口愈合，剧咳甚至可造成切口撕裂。因此，要注意预防感冒，已感冒的产妇应及时服用药物治疗。

（10）**注意清洁卫生** 尤其要确保腹部切口及会阴的清洁，不要瘙挠，更不要用不洁净的物品擦洗伤口等。

（11）**不要过早弄掉痂皮** 切口结痂后不要过早地撕掉，更不要用纱布盖得过严。术后3～4周即可洗澡，但应淋浴。

（12）注意阴道出血情况 如果阴道有脓血流出或突然出血，要及时到医院检查治疗，以防延误病情。

83 怎样为产妇创造一个良好的休息环境？

产后调养的第一步就是休息。为了保证产妇能充分休息恢复身体，国家为产妇规定了产假，家属更应配合，创造良好的休息环境，以保证产妇安心休养，尽早康复。

（1）卧室舒适 产妇卧室要空气流通，经常开窗通风换气，排除室内异味以保持空气新鲜，有益于产妇心情愉快，利于身体恢复；卧室要保持清洁卫生，窗明几净，光线柔和，家具摆放整齐，并可摆放几盆芳香悦目的花草；室内温度控制在20℃～25℃，湿度50%～60%。

（2）保持安静 产妇产后身体虚弱，加之夜间常要哺乳，照顾婴儿，需多休息；新生儿神经功能尚未发育完全，稍有响动便会受到惊吓，所以在产褥期要谢客，避免过多亲朋好友探视，保持室内安静，以减少噪声和传播疾病的机会。

（3）体贴关心 产妇的丈夫、家属要在生活等方面关心体贴产妇，不在产妇面前发泄怨言或发脾气，以使产妇心境坦然，心气调和，精神愉快，静心休息。

（4）不睡弹簧床 产后睡太软的弹簧床，易引起骶髂关节错缝、耻骨联合分离等骨盆损伤。产妇应睡一段时间硬板床，待身体复原后再睡弹簧床。

84 分娩后头几天怎样安排饮食？

为了恢复体力和早日下奶，保持充足奶量，产后前几天的饮食调剂很重要，既要易于消化，又要保证营养，特别是会阴侧切术及剖宫产术后者，更应合理安排饮食。

（1）正常分娩后前几天内的饮食安排 正常分娩2小时后产妇即会有食欲。由于分娩出血，蛋白质损失；产时大量出汗，产后排尿增加，可能会有轻度脱水；加之胃纳差，消化能力弱，体虚等情况。因此，在产后1～2天内饮食应以流质、半流质或软饭为主，加工也要精细一些。以后则可根据产妇的具体情况，调整产褥期膳食，选用的动物蛋白，如鸡蛋、瘦肉、鱼、鸡等，除了正常的3餐，还可以在下午和晚间各加餐1次。

（2）行会阴侧切或剖宫产术产妇的饮食安排 前3天内，应给予流质或半流质等少渣饮食，要保持大便通畅，以免大便干燥，用力排便而撕裂伤口，或影响伤口愈合。剖宫产分娩者，术后待胃肠功能恢复后（约在术后24小时），给流食1天（忌食牛奶、豆浆、鸡蛋、大量蔗糖等食物，防止肠胀气），可饮用萝卜汤，既能促进胃肠蠕动，又能促使排气、通便，减少腹胀。根据产妇情况，改用半流质食物（如稀粥、面条等）1～2天，再转为产褥期普通饮食，但注意饮食不要太油腻，要多吃蔬菜、高蛋白的食物，如鱼汤，特别是乌鱼汤。

（3）有利下奶的汤类 如鸡汤、排骨汤、猪蹄汤、鲫鱼汤等有利下奶，但应把汤内的浮油撇净。进食脂肪过多，奶汁内脂肪含量增加，易导致婴儿腹泻。下奶前不要喝太多汤水，以防奶胀，乳管通畅后可以多饮汤水。

（4）多吃蔬菜和水果 绿叶蔬菜和水果富含维生素C、食物纤维，能使大便通畅，宜多食。

85 产后怎样合理安排膳食？

尽快补充足够的营养素，对预防产后疾病，帮助产妇早日恢复健康，保证哺乳，促进新生儿的生长发育，都具有十分重要的意义。因此，产后的膳食应具备充足的热量，充足的优质蛋白质及丰富的无机盐、维生素和水分。产妇所需的营养素多种多样，对营养素的需要比妊娠期多，但饮食要适量，不是吃得越多越好。

（1）营养素 ①蛋白质：瘦肉、鱼、蛋、乳和禽类等含有大量的动物蛋白质。花生、豆类和豆制品含有大量的植物蛋白质。在产褥期，可比平时多吃些鸡、鱼、瘦肉以及动物的肝、肾、血等。有实验证明，牛肉、猪肝、猪肾、鸡蛋中的蛋白质最能促进乳汁分泌。植物性蛋白亦不可忽视，尤其是鸡蛋，含有蛋白质、脂肪、卵磷脂、核黄素和钙、磷、铁及维生素A、B、D等，是很好的营养品，但不能过量食用，每天吃3~5个就足以满足需要，吃得过多会引起消化功能紊乱。②脂肪：肉类和动物油含有动物脂肪，豆类、花生仁、核桃仁、葵花子、菜籽和芝麻籽中含有植物脂肪。③糖类：所有的谷物类、白薯、土豆、栗子、莲子、藕、菱角、蜂蜜和食糖中都含有大量的糖类。④矿物质：含铁和钙较多的食物，如油菜、芹菜、雪里蕻、荠菜、莴苣和小白菜等。含磷量较高的食物有猪肝、猪肾、鱼和豆芽菜等。含碘较高的食物有海带、虾、鱼和紫菜等。⑤维生素：维生素A（鱼肝油）在鸡蛋、肝、乳制品等含量较多，而荠菜、胡萝卜、韭菜、苋菜和莴苣叶中含有较多的在人体内可以转化成维生素A的胡萝卜素。维生素B在小米、玉米、糙大米、标准面粉、豆类、肝和蛋及青菜和水果中含量丰富。维生素C在各种新鲜蔬菜，水果，如柑、橘、橙、柚、草莓、柠檬、葡萄、红果，尤其鲜枣中含量丰富。维生素D主要在鱼肝油、蛋黄和乳类中含量丰富。

（2）饮食方法 要满足产妇营养素的需求量，饮食方法是很重要的，一般应注意：①增加餐次。每日可进食5~6次，即3餐之外有2~3次加餐。②干稀搭配。每餐食物既有干，又有稀，做到干稀搭配。③荤素搭配。偏食肉类食物，不仅不利于消化，反而会导致其他营养素不足。荤素搭配有利于蛋白质互补、促进食欲，还可以防止疾病的发生。④清淡适宜。月子里的饮食应清淡适宜，即调料（如葱、姜、大蒜、花椒、辣椒粉、料酒等）的用量应少于一般人的量，食盐也应少放为宜。⑤调护脾胃。月子里要注意调护脾胃、促进消化，多食一些健脾、开胃、促进消化的食物，如山药、山楂糕（片）、大枣、西红柿等。山楂除有开胃助消化外，还有促进子宫复原的作用。⑥宜温不宜凉。从中医学观点来看，产后食物宜温不宜凉，温能促进血液循环，寒则凝固血液。因此，要忌生冷食物，可以不吃或少吃凉拌菜和冷菜及冷食，如西瓜、冰棒、冰淇淋等；新鲜水果有促进食欲、助消化与通便的作用，有条件的话，可以每天食用一些在室内存放的水果。⑦多食带汤菜肴。产褥期饮食烹调方法应以食物易消化为原则，多食带汤的菜肴，如炖鸡汤、排骨汤、牛肉汤、猪蹄汤、鱼汤，也可多吃些鸡蛋汤、豆腐汤、青菜汤。在排骨汤、鱼汤中加入适量的醋不但可去腥，而且有助于骨内钙、磷的溶解。少用煎、炸等烹调方法。为防止便秘，也可吃些粗粮。

（3）产妇食谱　产妇每天需要的热量约为3000千卡（12 554千焦），其中包括蛋白质100～200克，相当于每公斤体重2克，钙2克，铁15毫克。如果产妇每天能吃主食500克（大米、面粉、小米、玉米面或杂粮），禽类（鸡、鸭）、肉类或鱼类150～200克，鸡蛋3～5个，烹调用油（豆油、花生油或香油）20克，豆制品100克，豆浆或牛奶250～500克，新鲜蔬菜500克，每顿饭后吃水果1个（苹果、橘子、香蕉），基本上就可以满足哺乳期的营养需要。

86 产妇恢复期饮食调养的原则是什么？

科学的饮食调养对母婴都是十分必要的。产妇恢复期饮食调养原则如下。

（1）保护脾胃 产妇的脾胃功能较差，特别是在分娩后的十几天内更需保护。肥腻食物，骤然进补，反而欲速则不达，使脾胃难以接受，引起消化吸收不良，因此应多吃汤、粥、羹类饮食，少食多餐，以健脾养胃。

（2）营养充足 饮食要有充足的营养，包括各种营养素和合适的药性成分，如子宫未复原时可多食活血化瘀的食物。

（3）能养血增乳 要选择能够养血增乳、疏肝通乳的食物，并于哺乳的不同阶段进行调整。

（4）注意饮食禁忌 凡大热、大燥、生冷、酸涩之物会导致脾胃虚寒、脏腑失调，有毒性、不洁、有可能致敏及含特殊成分的食物，要慎用或忌用。

（5）根据婴儿大便性质调整饮食 婴儿消化能力差，母乳成分发生变化时，婴儿大便性状就会相应改变。如婴儿大便泡沫多且酸味重，与乳母进食过多甜食在婴儿肠道内发酵产气有关，此时乳母要控制甜食；婴儿大便呈油状，则说明乳母进食脂肪多；婴儿进食不足，则大便色绿、量少、次数多。

87 怎样选用红糖、白糖？

红糖、白糖都是从甘蔗、甜菜中提取的。红糖是一种粗制糖，除含葡萄糖、纤维素外，还含有许多产妇需要的无机元素，如铁、锌、钙、锰等，具有活血化瘀的作用，能加强子宫收缩，加快恶露排出，促进乳汁分泌，帮助纠正产妇贫血；同时，由于葡萄糖浓度高，有利尿功能，可减少产妇卧床期间引起的尿潴留，从而防止尿路感染。在产后10天内，饮红糖水或在食物中加红糖，有益于健康。但有些产妇喝红糖水的时间往往过长，达半个月至1个月。殊不知，久喝红糖水不仅会使恶露的血量增多，也不利于子宫复原；尤其在炎热的夏天，会使汗液增多，口渴咽干，若伴有产后感染性疾病，可出现发热、头晕、心悸等。因此，一般在产后7～10天喝红糖水为宜。

白糖纯度高、杂质少，性平，有润肺生津的功效。适合于夏季分娩的产妇，或产褥中、后期食用；有发热、出汗较多、手足心潮热、阴道流血淋漓不断、咽干口渴、干咳无痰等病症的产妇，即使在寒冷季节分娩，也可以食用白糖。

88 产后应怎样穿衣？

（1）以纯棉制品为好 产妇乳罩、内衣、内裤等禁用化纤制品。化纤的纤维易堵塞乳腺管，可以造成产后无奶或缺奶，还可能引起皮肤过敏。

（2）外衣要柔软 外衣要柔软，并且透气性还要好。

（3）衣着应宽大舒适 牛仔裤、束胸等不利于血液循环，特别是影响乳房血液循环，压迫乳房堵塞乳腺管易致乳痈。因此，产后衣着应略宽大，腹部可适当用布裹紧，以防腹壁松弛下垂，也有利于子宫复原。但决不能把腰腹勒得过紧，而导致子宫下垂，盆腔血流不畅及腹腔内肾、肝、脾、胃、肠等脏器受压，影响呼吸等。

（4）不能穿戴过多 有的产妇认为，坐月子时衣服穿得越多越好。多穿多捂会使身体过多的热量不能散发出去，结果出汗更多，致使体虚无力，抗病能力下降，不仅易患感冒，天热时还会发生中暑。产后衣着应根据气温变化增减，夏天可穿单薄衣服，不一定要穿长袖衣、长裤，包头等，如觉肢体寒冷，可穿长袖衣。

（5）衣服要勤换 产妇皮肤排泄功能较旺，出汗多；或有些产妇易漏奶，经常浸湿衣服；产后阴道排出血性恶露等。故产妇要勤换衣服，特别是内衣更要常换。在产后最初10天内，内衣、内裤要每天换一次，保持卫生，防止感染；被罩、床单也要勤洗勤换，保持清洁、干燥。应注意的是，千万不要穿脏而湿的衣服，更换衣服时要避免感冒。

（6）鞋子宜软 以布鞋为佳，要穿舒适而吸汗性能好的平底布鞋，勿穿硬底鞋，也不要穿塑料拖鞋，更不能穿高跟鞋，以防产后足底、足跟痛或下腹酸痛。袜子应选择纯棉线或毛线织品。产后不要赤脚，赤脚会受凉，引起脚痛，对身体不利。

89 剖宫产后怎样调护？

目前，剖宫产手术常用的有两种切口，一种是下腹正中纵切口，另一种是下腹耻骨联合上腹横线处横切口。横切口是肥胖患者的最佳选择，对剖宫产的产妇在调护上要注意以下几点。

（1）充分休息 剖宫产术后的产妇非常疲劳，此时应注意充分卧床休息；开始时应取去枕平卧位，大约6小时后改为半卧位，并注意让新生儿早吸吮乳汁。

（2）注意产妇面色 术后当天应注意产妇的面色及阴道出血情况。一般术后自阴道排出的血量与月经量接近，如果阴道流血过多，应及时向医护人员报告。

（3）注意尿量和尿颜色 术后常规留置导尿管，注意观察尿量和尿的颜色，如果为血尿或尿量少，应及时告诉医护人员。

（4）饮食安排 饮食一般应于产妇排气后开始，术后第1、第2天以流质易消化的食物为好，量不宜过多，以防因饮食不当而发生肠胀气，影响身体恢复。少喝甜牛奶，以免引起腹胀。术后第3、第4天可进半流质饮食。术后第5天起，可恢复正常饮食。以营养丰富、易消化、高蛋白质食物为主，以利于伤口愈合。

（5）注意预防感染 讲究饮食卫生，避免受凉，避免接触感冒或其他传染病患者，以预防感染。

（6）尽早下床活动 一般在术后第2天，拔掉排尿管后，即可下床活动，以预防肠粘连，并利于恶露的排出。若有发热等不适症状，待恢复后再进行适当活动。

90 产后发热如何处理？

产褥期以发热为主，或伴有其他症状者称为产后发热。产后1～2天内短时间的低热会自行消退。但产后24小时起到10天之内的发热，应考虑为产褥感染。它是分娩或产褥期由于细菌侵入生殖道而引起的炎症反应。这期间还可能发生其他一些疾病，如乳腺炎、泌尿系感染、上呼吸道感染、产褥中暑等。感染也是导致产妇死亡的重要原因之一。因此，产后一旦发热，应积极查找发热的原因，针对病因治疗，一般病情均可控制。产后发热的重点在于预防。

（1）做好产前检查及孕期卫生 产前若患有贫血、营养不良、阴道炎或宫颈炎，应及时治疗。孕期禁止盆浴，勤换内衣、内裤，在妊娠早期、晚期禁止性生活。

（2）进食和饮水 临产时利用宫缩间隙抓紧时间休息，避免过度疲劳，并尽量进食和饮水。

（3）预防感染 接生者要严格执行无菌操作，对于有胎膜早破、产程延长、产后出血者，除对症治疗外，应给予抗生素预防感染。

（4）注意产后卫生 尤其要注意保持会阴清洁，尽可能早下床活动，以促进子宫收缩和恶露的排出。并加强营养，以增强身体抵抗力。

（5）多饮水 在发热期间应多饮水，吃流质或半流质食物。不要随意用退热药，以免掩盖病情而延误治疗，但必要时可采用物理降温法，如采用乙醇擦浴降温。

91 如何预防产后身痛？

产褥期内，出现关节或肢体疼痛、麻木者称为产后身痛。分娩时屏气用力、腰腹肌过度伸张和牵拉等是引起产后身痛的主要原因。在产褥期生活起居不慎或受凉也可引起产后身痛，通常1周左右自行缓解。采取下述措施可预防产后身痛。

（1）注意少弯腰　注意不要长时间弯腰，即使哺乳或给婴儿换尿布时也要姿势正确。

（2）不要过早地做家务　身体完全恢复需6～8周，因此，产后不可过早地操持家务，注意休息，不要疲劳。

（3）预防感冒　注意起居冷暖，及时增减衣服，防止风寒。

（4）及时治疗　经过调养和休息，如果身痛未见好转．反而逐日加重，应前往医院就诊，及时治疗。

92 产后如何防治腹痛？

产后2～4天，产妇仍常有阵发性腹痛，尤其在最初1～2天内更为明显，生育多胎的产妇，疼痛更为剧烈。产后腹痛主要是由于子宫收缩引起的。产后子宫加强收缩，才能恢复正常。当婴儿吸吮乳头时，或宫腔内有胎盘、胎膜残留时，均可引起子宫收缩力加强而出现产后腹痛。产后腹痛可采取下述方法减轻和缓解。

（1）给予镇静止痛药 产后腹痛轻者不必治疗，一般3～4天后会自然消失；重者，疼痛难以忍受，可给予镇静止痛药，或做下腹部按摩。

（2）饮食温热 产后注意防寒保暖，饮食温热，少食寒凉的食物。

（3）避免多产 产后腹痛多见于经产妇，应做好计划生育工作，避免多产。

（4）医院诊治 如果疼痛剧烈不止，应考虑是否子宫内有胎盘、胎膜残留，应及时到医院检查诊治。

（5）治疗产后腹痛的单方验方 ①生山楂20～30克，红糖30克，生姜3片，水煎顿服；②干姜粉1.5克，红糖25克，开水冲服；③红花10克，水米酒1碗，煎至半碗，分两次温服。

天，食欲差、进食少、卧床多、运动少、肠蠕动减弱，以及分娩后腹肌和盆底肌肉松弛，腹压降低，大便时无力等，使产后容易发生便秘。为防治产后便秘，可注意以下几点。

（1）适当活动 产妇应早期适当地下床活动，以促进肠蠕动；定时做产后体操，加强锻炼，以增强肌肉收缩力。

（2）多吃蔬菜水果 除了吃有营养、易消化的食物外，多吃新鲜蔬菜、水果，多喝开水、饮料，以助肠蠕动。忌食辛辣、煎炒、油炸和刺激性食物。

（3）注意卫生 要保持会阴的清洁卫生，防止感染。注意养成每日定时大便的习惯。

（4）药物疗法 如果产后便秘，不可滥用强效泻药，以免影响乳汁的分泌；可采用缓泻剂，如果是导片，每晚1片，睡前服用；或开塞露1个，纳入肛门；或用番泻叶3克泡水，空腹服。

（5）食疗方 ①生蜂蜜50～100克，用白开水冲化一次服用，或每日早、晚服蜂蜜一匙；②香油25克，白糖一汤匙，白开水冲化搅匀，一次服用；③可选食芝麻粥、菠菜粥、红薯粥、牛乳花生粥、沙参鸭汤或黄芪当归乌鸡汤等；④香蕉2～3个，去皮空腹食用，每日2次；⑤红薯0.25～0.5千克，煮熟后剥皮，加适量的糖搅拌，空腹食用，每日3次。

97 如何处理产后排尿困难？

正常成人4小时左右小便一次，全天尿量为1500～2000毫升。产妇一般于产后4～6小时内排第一次小便。有些产妇，尤其是初产妇，膀胱常常十分胀满，但无尿意，或有尿意，又不能自解，或由于怕痛憋着小便，而出现尿潴留。在分娩过程中会阴的疼痛很明显，尿道括约肌因此而痉挛收缩，在产后短时间内尿道括约肌的痉挛尚未缓解，因此造成排尿困难；另外，产妇因会阴伤口的疼痛，对排尿有恐惧心理，尿道反射性痉挛，使排尿更困难；再加上产后卧床休息，产妇不习惯躺着小便或在床边小便，即使有尿意也不易排出。产后排尿困难，小便不通畅，容易导致尿潴留，尿液中的代谢废物刺激破坏膀胱壁，可能会导致较严重的膀胱炎症。因此，产后一定要及时小便。

（1）解除“怕”的心理　一旦发生排尿困难，首先，应解除产妇“怕”的心理。有些产妇对疼痛十分敏感，小便时疼痛稍加重就会产生害怕心理。其实这种害怕没有必要，只要稍微忍耐是可以顺利小便的。

（2）物理疗法　①热水熏洗外阴；②用温开水冲洗尿道外口周围，以诱导排尿；③在下腹部相当于膀胱部位放置热水袋，以刺激膀胱收缩。

（3）针刺或按摩 针刺或按摩关元、气海、三阴交、阴陵泉等穴位，亦有一定的疗效。

98 怎样预防产后发生痔疮？

产妇在产后容易发生痔疮，但预防方法得当，是可以避免的。

（1）避免便秘 合理饮食，均衡营养，注意粗细搭配，多吃新鲜蔬菜、水果和富含纤维素的食物，以补充足够的水分，少吃辛辣食物，保持大便通畅，避免便秘。

（2）适当活动 每天做缩肛运动，每日2次，每次做20遍以上，有利于排便；产后早下床活动，有利于肠蠕动及大便通畅，但不要过度疲劳，过度疲劳也易诱发痔疮。

（3）定时排便 养成定时排便的良好习惯。如已出现便秘，应立即采取措施，如外用开塞露或服用中药润肠片。

99 怎样预防产后肛裂？

（1）保持肛门部清洁 每次大便后用温水轻轻擦洗肛门，养成良好的卫生习惯。

（2）避免久坐 长时间坐位，由于腹中压力向下压迫，使肛门血管淤血，肛周组织水肿、脆弱，容易造成损伤。因此，产妇要避免久坐。可常做提肛运动和连续有节奏的做下蹲—站立—再下蹲的动作，可加强肛门括约肌收缩，促进血液循环，防止淤血，每天2~3次，每次1~2分钟。

（3）预防便秘 产后要注意饮食，多吃水果、青菜，除细粮外，还应吃些粗粮。要多饮水，并多饮一些菜汤，增加水分及维生素。每日定时排便，缩短排便间隔时间，以免大便过多积聚在肠内，导致便秘。同时，为促进肠蠕动，在产后身体适应的情况下，争取早日下床活动，初起床时可先进行一些轻微活动，如抬腿，仰卧、起坐、缩肛等，以增强腹部肌力，锻炼骨盆肌肉；必要时进行腹部按摩。

（4）不强行排便 如果已发生了便秘，则不要强行排便，以避免肛门裂伤。可先由肛门注入开塞露或甘油栓等润滑药物后，再排便。

（5）忌辛辣食物 不吃或少吃辛辣刺激性食物，以防加重肛门水肿。

（6）清洗 若发生了肛裂，则每日局部清洗或用1：5000高锰酸钾溶液（产后2周）坐浴；尤其每次大便后，注意清洗肛门，可防止伤口感染，促使伤口愈合。久治不愈者可到医院手术治疗。

100 伏天“坐月子”，如何注意防暑？

产妇分娩后体质虚弱，对环境适应能力差，加上传统、封建的“坐月子”观念，即使是盛夏也要关门闭窗，穿上厚衣，从而影响体内散热，容易引起中暑。那么怎样防治产后中暑呢？

（1）居室通风 常开窗，注意通风换气，床应放在室内避风的地方，不要直吹产妇。一般冬春秋季室温在16℃～22℃，夏季在28℃以下为宜。

（2）注意个人卫生 产妇出汗多，要注意个人卫生，勤洗、勤换衣服，每天用温热水擦洗全身，有条件的可进行淋浴。常洗头，洗完后用干毛巾将头发擦干。

（3）衣着适宜 衣服应宽大些，以利通风。暑天分娩的产妇不要用布包头，也不要穿厚的衣服和袜子，最好穿棉布制作的夏季衣裤；被子也不宜厚，可盖毛巾被、夹被或被单。

（4）消暑的饮食 夏天因出汗多，可以多喝些含盐汤水、绿豆汤，多吃西红柿、青菜及西瓜和水果等，多饮水。

（5）注意休息 产妇应保证充足的睡眠，以减少体力消耗，增强适应外界环境的能力。

（6）治疗 一旦发现中暑症状，如产妇感口渴、恶心、头晕、无力、面色潮红、胸闷、心慌等现象，可去凉爽通风的地方，喝些糖盐水或淡盐水，或服用十滴水、藿香正气水等解暑，并及时去医院诊治。

爱心小贴士

"坐月子"时巧吃防中暑

（1）将适量绿豆洗净，加适量水煮至烂熟，可饮汤吃豆。

（2）鲜藕200～300克，洗净切碎捣烂绞汁，加入适量温开水服下。

（3）西瓜随意吃，或将西瓜绞汁加少许陈醋调服。

（4）鲜苦瓜1个，水煎，随意饮汤。

（5）西红柿1个，洗净切片，水煎代茶饮。

101 产妇应何时下床活动？

正常分娩的产妇，可于产后6～8小时坐起。12小时后自己到厕所排便，次日可在室内随意活动。

剖宫产或会阴侧切的产妇，术后平卧8小时后，可以翻身、侧卧，术后24小时可以坐起，以后可开始在床边活动，以减少术后肠粘连。但开始活动时间不宜过长，要逐渐增加活动量。

早期下床活动是指轻微的床边活动，不能过早地进行体力活动或从事重体力劳动，否则会发生阴道壁膨出或子宫脱垂。产妇早期下床活动有如下好处：①有利于子宫的复原和恶露排出，减少感染机会，减少产褥期各种疾病的发生；②早期活动可减少下肢静脉血栓形成的发生；③能迅速恢复排尿功能，减少泌尿系统的感染；④促进肠道蠕动，增进食欲，减少便秘的发生，有利于盆底肌肉、筋膜紧张的恢复。因此，应尽量早下床活动。

体质较差或难产手术后的产妇，不可勉强过早地下床活动。

102 产后如何恢复体形？

妇女产后常会渐渐发胖，变得体态臃肿，肚大腰圆。那么，如何健康地恢复原有的体型呢？

（1）注意合理营养 产后需要增加营养，但并不是多多益善。不要过多偏食鸡、鸭、鱼、肉以及蛋类，要粗细、荤素搭配，多吃水果、蔬菜、豆制品、鱼、虾、蛋类等高蛋白、高纤维素食物；不宜多吃肥厚、油腻的高脂肪食品；不要过多地进食甜食和小糕点、饼干等高糖食品。如果已经发胖，更要注意减少食用热量较高的主食。

（2）坚持多活动 早活动、勤锻炼可加快体内新陈代谢，增加能量消耗，从而减少体内脂肪的积聚。为了促使腹壁及盆底肌肉组织功能的恢复，防止体态臃肿，保持健美的体型，应学会和坚持做产后体操。

（3）坚持母乳喂养 母乳喂养不仅使孩子能从母乳中得到最佳营养，受到被动免疫保护，而且喂奶可促使母体内过多的营养物质通过乳汁排出，防止体内脂肪过多地堆积，对预防产后肥胖、保持健美体型有很重要的作用。

（4）保证充足睡眠 每天的睡眠应保证在10小时以上。睡眠充足，会精神焕发，有利于身体的恢复。

（5）合理饮食 产褥期的饮食要粗细、荤素搭配，均衡营养。若饮食不当，容易造成脂肪堆积，而导致肥胖。

（6）适当运动 坚持做产后体操，可促进腹壁肌肉、盆底组织及各韧带功能的恢复，对恢复产后体型也有极大的好处。

（7）腹带松紧适度 产妇的衣着要宽松、舒适。如果腹壁非常松弛，成为悬垂状，特别是站立时腹壁下垂比较严重，或者骨盆以及脊柱的各种韧带发生松弛性疼痛，或剖宫产的产妇，均可用腹带以起支持和保护作用，但要注意腹带要松紧适度；乳房用宽松的乳罩托起，以防止下垂。

103 母乳喂养有何好处？

母乳是最天然、最理想的婴儿食品，无论从营养角度还是从宝宝的健康及发育角度来考虑，任何代乳品都无法与母乳相比。母乳喂养有哪些好处呢?

(1)营养成分适当 母乳的营养成分完备，比例适当，特别适合于6个月以内婴儿生长发育的需要。有学者对单用母乳喂养、混合喂养(母乳不足加代乳品)和人工喂养三组婴儿进行比较发现，母乳喂养组婴儿身高的增长明显高于其他两组，而且患佝偻病及营养不良性贫血者明显少于其他两组。母乳和牛奶相比较，母乳中所含的营养成分更高、更好，利于婴儿吸收。①蛋白质：牛奶中蛋白质含量虽比母乳高2倍，但母乳中易消化的乳蛋白多，而牛奶中多半是不易消化的酪蛋白。②乳糖：牛奶中乳糖含量比母乳少1/3，且牛奶中多为甲型乳糖，可促进大肠杆菌生长，易引起婴儿腹泻。③脂肪：两者含量相似，但牛奶中脂肪球较大，易引起消化不良。④矿物质：牛奶中矿物质含量比母乳多，但正常婴儿体内储存有较多的矿物质，母乳已能满足需要。⑤维生素：牛奶中维生素含量高于母乳，但牛奶在煮沸消毒后，维生素C已被破坏，而母乳内含的维生素不易被破坏。此外，母乳中还含有促进脑组织发育的脂肪酸和各类专用酶，有利于营养物质的消化。可见，母乳比牛奶营养价值更高。

(2)母乳成分可自然变化 母乳的成分能随婴儿生长发育的需要而发生变化。产后1~12天内分泌的乳汁叫初乳，色黄质稀，含有较多的蛋白质和固体成分，利于新生儿排出胎粪。此后，母乳变浓，量增多，到6个月左右达到最高峰，以满足婴儿生长发育的需要。这是其他任何乳类所不及的。

（3）母乳含有较多抗体 新生儿在6个月内很少患麻疹、腮腺炎等传染病，就是因为新生儿能从母乳中能获得免疫抗体。母乳中含有多种类型的抗体，能帮助婴儿抵抗多种疾病。母乳中含大量的抗体是其他乳品和代用品都替代不了的。据观察，母乳喂养的新生儿对胃肠道、呼吸道和耳部感染的抵抗力强于喂牛奶的新生儿。

（4）母乳喂养经济方便 母乳的温度适宜，既清洁、新鲜，而且污染机会少，新生儿可直接、随时食用，非常方便。

（5）母乳喂养利于产妇身体恢复 新生儿吮吸乳头不仅能刺激乳汁的分泌，而且可刺激产妇体内激素的分泌，促使子宫收缩，使子宫早日恢复原状。

（6）培养母婴感情 被妈妈抱在胸前喂奶，给婴儿一种满足感和安全感，能增进母婴间的感情交流；在哺乳过程中，母婴间肌肤密切接触，互相对视，以及母亲爱抚的动作，都使婴儿感受到母爱的温暖，这些都为婴儿健康成长打下了良好的基础。

（7）母乳可促进大脑发育 最新研究发现，母乳中含有一种大脑发育离不开的脂类物质，还可能含有一种能促进大脑发育的激素。因此，母乳有增加婴儿智商的功效，母乳喂养的孩子更聪明。英国剑桥大学营养学家对

300多名7~8岁的儿童智商测试后，即使排除了母亲的社会背景、教育水平等因素，发现母乳喂养的孩子平均智商仍比吃代乳品的孩子高出8分之多。

104 准妈妈如何做好母乳喂养的准备？

从怀孕之日起，准妈妈就应为母乳喂养做准备了。那么，如何准备呢？

（1）心理准备 孕妇在孕期就应了解和接受有益的母乳喂养知识，懂得母乳是婴儿健康生长发育的最佳食物。母乳中含有丰富的易被婴儿吸收的蛋白质、脂肪、乳糖和维生素，还含有适量的钠、钙、铁、磷、锌等矿物质和水，能满足婴儿生长发育所需的各种营养物质，且具有最高的生物利用价值。特别是母乳中含有多种抗感染物质，能增强婴儿的抗病能力。同时，母乳喂养还可加深母子感情，促进妇女身体的恢复。

孕妇产后均能泌乳，哺乳是女性的自然本能，害怕哺乳失败或担心影响自身体型的改变都是不必要的。只要增强信心，母乳喂养是会成功的。

（2）加强营养 在怀孕期间，膳食营养不仅能影响胎儿的生长发育，而且对以后的哺乳也有直接的影响。应多吃牛奶、鸡蛋、鱼肉、动物内脏、豆制品和蔬菜、水果等，忌烟酒及不合理的药物。

（3）乳房及乳头的准备 一是要注意清洁。从怀孕期起，每天用清洁的毛巾和温水清洗乳房。二是经常按摩和牵拉乳头。从怀孕满28周起，应用温热的湿毛巾揉擦乳头，以拇指和食指紧握乳头，用滚动方式按摩30秒钟。两侧应同时按，以免过度刺激引起子宫收缩；如果乳头凹陷，则可以用拇指压在凹陷的乳头旁，逐渐向外拉（向水平和垂直方向），连续做4～5次，然后再温和地拉出乳头，每日1次。

105 怎样喂母乳？

人们常说："小孩吃妈妈的奶是理所当然的。"母乳是母亲专为婴儿准备的最理想的天然食品，母乳不仅含有新生儿生长所需的全部营养物质，而且还含有新生儿大脑发育所必需的物质。因此，每个母亲都应用母乳喂养婴儿。那么，如何用母乳喂养呢？

（1）尽早开始母乳喂养 前面已谈到，新生儿出生后20～30分钟吸吮反射最强，此时，应让婴儿吸吮母亲的乳头。世界卫生组织专家认为，新生儿出生后应立即吸吮母乳或2小时内喂奶。正常情况下，只要母婴没有异常，都应在产后2～6小时，最迟产后12小时左右开始给婴儿喂奶。有的产妇在新生儿出生后第一次喂奶前，先用糖水或牛奶喂新生儿，这种做法不科学而且有害，给新生儿喂糖水或牛奶后，新生儿没有了饥饿感，就不愿再吸吮母亲的乳头，这样，新生儿不仅没有及时得到含丰富抗体的初乳，推迟了开奶时间，同时还影响了产后早泌乳的时间；而且由于新生儿没有及时吸吮母乳，易使产妇发生奶胀或乳腺炎。实际上，新生儿出生前体内已贮存了足够的营养和水分，是完全可以维持到母亲分泌初乳的。

（2）心情轻松愉快 产妇如果在精神上有负担或心情紧张，就会影响乳汁分泌，所以哺乳期应保持良好的心情。

（3）新生儿哺乳前的准备 在喂奶前，应查看一下尿布是否湿了，如果尿布湿了，婴儿就不会好好吃奶，应及时更换。如果婴儿吃奶时大小便，切勿摇动或换尿布，以防婴儿吐奶及呕吐物流入耳内或呛入呼吸道，此时可让婴儿稍侧卧。

（4）卫生 喂奶前，母亲应用肥皂洗净手；乳头和乳头周围可用温水或2%的硼酸水消毒，或用煮沸消毒的棉签擦净；同时将婴儿嘴的周围也擦干净。喂奶时将乳房全部露出，并应轻轻按摩乳头和乳房，扁平的乳头应向外拉一拉。

（5）哺乳姿势 最好坐着哺乳，如坐在椅子上或床上，用一只手将婴儿斜抱在怀中，头部稍高，另一只手可自由活动，先将乳头揉几下，然后将乳头尽量深地放入婴儿口中。母亲还应用食指和中指轻压乳头上下两边，一是可防奶汁涌出过多致婴儿呛噎，二是可避免乳房堵住婴儿的鼻孔而妨碍呼吸。左右乳房应均等的喂。

（6）哺乳时间

①按需哺乳：出生1个月内，可以按需哺乳，即按婴儿的需要哺乳，不需固定次数和时间，随时哺乳。这样做的好处是：经常吸吮乳房，给乳头以刺激，可反射性地刺激催乳素、缩宫素的分泌，从而促使乳汁分泌；同时，可刺激子宫收缩，减少产后出血；勤喂奶，乳房常排空，可防奶胀，既可促进乳汁分泌，也可减少乳腺炎的发生。

②定时哺乳：所谓定时哺乳，即规定相应的时段，在婴儿处于饥饿状态时哺乳，这对母婴均有利。在出生1个月以后，或出生3～4个月时可实行定时哺乳。定时哺乳的好处是：在婴儿处于饥饿状态时哺乳，他吃得香甜，而且吮吸有力，从而刺激乳腺腺泡分泌更多的乳汁，扩大乳房容量，同时由于有一较长的间隔时间，便于乳房贮存较多的乳汁，以保证每次哺乳时婴儿能吃饱；定时哺乳使婴儿一次吃饱后能安静入睡，从而保证乳母有较长的休息时间。哺乳时间间隔较短，不仅吮吸无力，乳汁分泌不旺盛，往往会使婴儿吃不饱，而且还容易养成婴儿常含乳头的坏习惯，甚至导致乳头皲裂。

③确定合理的哺乳间隔时间：在一般情况下，婴儿哺乳的时间，在1～2个月时，可2～3小时哺乳1次；2个月以

后，每隔3～4小时1次，1天喂5～7次为宜。夜间的间隔要比白天长，但在出生前几天也要喂2～3次，以后逐渐延长间隔时间。人工喂养也应如此。夏天，在2次喂奶之间应给婴儿加喂一些水。

④哺乳时间：一次哺乳的时间，开始为1～2分钟，以后逐渐延长到15～20分钟，但不应超过30分钟，否则，婴儿和母亲都会疲劳，这表明婴儿吃得慢或乳汁可能不足。

（7）应吸空乳房 一般婴儿吸空1个乳房的时间大约为5分钟。每次哺乳要让婴儿分别交替吮吸两侧乳房，使其得到全面的营养。因为，开始的乳汁和后面的乳汁所含营养成分有所不同。一般开始的乳汁含矿物质较多，后面的乳汁含糖类和蛋白质较多，最后较稠的乳汁中含脂肪较多。所以要双侧交替喂，尽量让婴儿每次将乳汁吸尽，否则会减少婴儿对脂肪的摄取量。为保持正常的乳房泌乳功能，如果婴儿不能将乳汁吃尽，最好把残留在乳房的奶挤净或用吸奶器吸净，因为乳汁不排空易患乳腺炎。

（8）婴儿吃饱后及时拍背 吮吸完毕，应及时从婴儿口中轻轻拉出乳头，停片刻，再将婴儿轻轻抱起趴在妈妈的肩部，用手轻轻叩拍婴儿背部，以排出吃奶时吸入胃内的空气，以免溢奶或打嗝。婴儿吃饱后会有心满意足的表情，这时，应再抱他一会儿，大约15分钟，然后将其放在床上侧身躺下。

（9）母乳喂养时间不要过长 母乳喂养是孩子健康

成长的重要因素，但也要注意哺乳时间不要过长。

母乳只能满足6个月以内幼儿的营养需要，12个月以后乳汁的分泌量减少，营养价值下降。哺乳时间过长，会造成幼儿营养不良。一般来说，人类的哺乳时间以14个月左右较为合适，但最短不应少于12个月，最长不能超过16个月。断奶必须逐步进行，应与添加辅食相互配合，逐渐过渡。

106 为什么一定要给新生儿喂初乳？

母乳分为初乳、过渡乳、成熟乳及晚乳，其成分随产后不同时期而有差别。初乳为产后5天内分泌的乳汁，质略稠，颜色略黄，也可能较稀薄，脂肪含量较少，蛋白质含量高达10%。过渡乳为产后5天至满月之间的乳汁，脂肪含量最高，而蛋白质与矿物质含量逐渐减少。成熟乳为2~9个月的乳汁，含脂肪较多，蛋白质与矿物质逐渐减少。晚乳为10个月以后的乳汁，乳汁量以及各种营养成分都逐渐减少。如蛋白质含量仅为1%左右。初乳有以下几方面特点。

（1）蛋白质含量高 据测定，产后第1天的初乳，平均每100毫升中含蛋白质8.84克，第2天5.96克，第3天2.38克，以后逐日下降，至第6天基本稳定在1.40克，可见初乳的蛋白质含量远远高于成熟乳（1.2克）的含量。

（2）免疫球蛋白含量高 在初乳中免疫球蛋白含量较高，尤其是免疫球蛋白A和乳铁蛋白更高。据测定，免疫球蛋白含量以产后第1～2天最高，到第6天较稳定。初乳可使婴儿获得一定的被动免疫而增强抗病能力，不会发生人工喂养儿的牛奶过敏症和新生儿流行性腹泻等。同时，初乳中还含有巨噬细胞、中性粒细胞和淋巴细胞，这些细胞都有防止感染和增强免疫的功能。

（3）富含微量元素 初乳中微量元素铜、铁、锌的含量比较高，以后逐渐减少。为保证婴儿正常生长发育，微量元素是不可缺少的。

如上所述，初乳对保证婴儿健康十分有利。因此，有条件时一定要给婴儿喂母乳。

107 怎样保持正确的哺乳姿势？

正确的喂奶姿势是每位年轻妈妈必须掌握的，应注意以下几方面。

（1）体位舒适 喂奶时，母亲应心情愉快，全身放松，以利乳汁排出。哺乳时以母婴均感觉良好、舒适的姿势即可，如采取坐位、卧位、半卧位都可以。

①坐式哺喂：母亲可坐在椅子上或床边，双脚平放在

地上，用一只手抱婴儿，将婴儿的头、颈部托靠在上臂，婴儿后背贴着手腕，手托着婴儿的屁股，保持45° 左右，另一只手将乳头揉几下之后，送入婴儿口中。

②卧式哺喂：母亲可取侧卧，婴儿也面向母亲侧卧，头可枕在母亲的上臂。夜间哺乳，最好坐着喂，以免母亲因疲劳睡着而使乳房堵住婴儿鼻孔，或因哺乳过急使婴儿呛咳，或造成窒息等意外。

（2）正确托奶 喂奶时，母亲用手托奶的姿势也非常重要。正确的姿势是：将拇指和四指分别放在乳房上下方，呈“C”字形托起整个乳房喂奶，避免用“剪刀式”夹托乳房。如果奶流过急，婴儿有呛咳时，应用食指和中指轻轻夹压乳头上下两边。

（3）母婴必须紧密相贴 无论怎么抱婴儿，都应让婴儿的身体和母亲的身体相贴，即胸贴胸，腹贴腹，婴儿下颏贴于乳房，嘴与乳头呈水平位置。

（4）婴儿的唇应像“鱼唇”样凸出 在婴儿吸吮时，在婴儿的上唇外可以看到部分乳晕，但在下唇外较少见到。如果乳房堵住了婴儿的鼻子，则用手指按着乳房就行了。

108 如何保证母乳充足？

自怀孕之日起，母亲就要有自信心，乳汁分泌的多少与母亲的情绪有很大关系，心情舒畅，有利于泌乳。

（1）勤喂奶，包括夜间喂奶 婴儿吸吮乳头，增加吸吮次数，是促进乳汁分泌的最好生理刺激，也是促进乳汁产生和分泌最有效的办法，所以产后要做到尽早喂奶，勤喂和坚持喂。此外，喂奶时要放松，喂奶姿势和婴儿含接姿势都要正确，以利于促进乳汁分泌。

（2）注意营养和休息 母亲孕期和哺乳期营养丰富、水分充足是保证母乳充足的必不可少的物质条件。乳汁中的各种营养物质都来自母亲，因此，乳母应注意饮食营养，多吃高蛋白类、汤类食物，如排骨汤、鸡汤、鱼汤等。不仅要重视营养，也要注意休息，不要过度疲劳，要改变只重视产妇月子时的营养和休息，而忽视哺乳期母亲的营养和休息。

（3）家庭和睦 家庭和睦，母亲心情舒畅、愉快，避免焦虑，是保持乳汁分泌的重要条件。母乳喂养不只是母亲一个人的事，还需要家庭和社会的支持。

爱心小贴士

"下乳"小妙方

（1）猪蹄2只，通草24克，同炖，去通草食猪蹄饮汤。

（2）黄花菜30克，当归9克，炖猪蹄，饮汤食猪蹄。

（3）用热水或葱汤熏洗乳房，可起到宣通气血的作用。

（4）猪蹄2只，花生米60克，将猪蹄煮至八成熟，再放入花生米，炖烂后即可食用。

（5）羊肉250克，猪蹄1只，加作料清炖。每天食用

1～2次。

（6）黑芝麻250克，炒后研成细末，每次15克，用猪蹄汤冲服，每天3次。

109 母乳不足怎么办?

母乳不足，往往并非是真正的乳汁不足，多数是人为因素造成乳汁分泌减少，而真正的泌乳不足只占1%。母乳不足的常见原因是：①母体摄入的能量低于哺乳期所需能量（1200千卡），营养和健康状况差；②乳母不注意休息，疲劳过度；③情绪波动太大，过度紧张、忧虑、悲伤、愤怒和惊恐等；④婴儿吸吮太少；⑤乳房发育不良，乳腺本身缺陷，有分泌功能的乳腺体少，脂肪和结缔组织多，乳头内陷等；⑥没有及早喂乳或中间曾停止哺乳；⑦哺乳期使用避孕药避孕，亦可减少奶量。

怎样发现母乳不足呢？①测量母乳量，测量授乳前和授乳后乳母的体重，估计乳量。②哺乳时间长，超过了30分钟，婴儿还在缓慢地吸吮。一般一次喂饱能间隔3个小时，若时间不到婴儿又饥饿了，表明乳汁不足。这种情况，可以在喂奶以后马上喂牛奶试试，如果仍一个劲儿地吸乳，则表明母乳不足。③婴儿总是没精神，睡不好觉，连续几天便秘或腹泻，表明母乳不足。

那么，如何增加乳汁，使婴儿有足够的奶吃呢？

（1）查原因 寻找影响乳汁分泌减少的原因，有针对性地进行纠正或治疗。

（2）频繁喂奶 增加母乳喂哺次数，做到频繁喂奶，夜间也要喂奶，并延长婴儿吸吮时间，每次每侧乳房至少吸吮5～10分钟，以促进乳汁分泌。不要给婴儿提早添加辅食，而是争取增加母乳喂养次数。

（3）姿势正确 喂奶时要放松自己，婴儿吃奶的姿势也要正确。要让婴儿紧贴母亲身体，将乳晕几乎全部含入婴儿口中。

（4）改善乳母营养 增加膳食，改善营养，除主食外，还要吃豆制品、肉、蛋、鱼及多喝骨头汤、鸡汤等。

（5）心情愉快 即使母乳不足，母亲也不要忧愁和惊慌，要树立自信心，扫除心理障碍，保持愉快的心理状态，相信母乳喂养会成功。

（6）注意休息 母亲要好好休息，不要太劳累，夜间要睡够8小时。

（7）慎用药物 如果母亲有病，应积极予以治疗，要在医生指导下服用药物。避孕时尽量不采用口服或注射避孕药，可采用上环、戴避孕套、放置阴道隔膜等方法。

（8）服用催奶药 对真性母乳不足者，可采用各种措施增加乳汁分泌，如针灸催乳、服催乳中西药、吃催乳食物等。

爱心小贴士

巧用中西医增乳

（1）王不留行9克，穿山甲12克，漏芦9克，木通9克，当归9克，炙黄芪15克，党参20克，丹参15克，每日1剂，水煎服。也可将中药与猪蹄1对一起炖服。

（2）可服甲状腺素0.03克，每日2～3次，连服5天（应在医生指导下使用）。

（3）可选择针刺少泽、足三里，以及用艾灸膻中穴。

110 怎样估计婴儿是否吃饱？

估计婴儿已经吃饱还是处于饥饿状态，可从下面几点观察：

（1）吃饱后的表现 婴儿吃完奶后，停止吮吸，放开奶头，安静睡眠，睡醒后精神愉快，食欲良好，体重逐日增加，每天2～4次黄色软便，24小时至少排尿6次，这表明奶量充足，婴儿已吃饱。

（2）奶量不足、婴儿没有吃饱的表现 ①每次吃完奶后还含着奶头不肯放，或吸奶时要费很大力气；②吸吮不久就入睡，但睡不到1、2小时又醒来哭闹；③有时猛吸后又吐出奶头哭闹；④体重不增加或增加缓慢，大便量少甚至便秘，有时则解稀薄发绿的大便；⑤情绪烦躁，哭闹不安，哭声洪亮；⑥未到下次吃奶时间就哭闹不止；⑦哺乳后用奶头触动口角，孩子追寻奶头来回觅食，吃时又快又急；⑧大便次数增多，且质不正常，可能是由于饥饿造成婴儿肠胃蠕动加快所致；⑨注意倾听婴儿咽奶的声音，通常平均吸3～5下咽一口，如果吸得多而咽得少，则说明奶量不足。

111 如何防止新生儿溢乳？

新生儿吃饱后即使打了嗝，有时仍会从嘴里流出少量奶，这种现象叫溢乳。与新生儿呕吐不同。引起溢乳的原因是：①婴儿的胃呈水平位，胃的入口即贲门的肌肉较松弛，而幽门外的肌肉相对紧张，胃容量小，肌肉和神经发育不成熟。因此，胃充满后就容易溢出来。②当新生儿哭闹时，或空吸奶头、手指时吞咽了过多的空气。③喂奶后未能及时将咽入的空气排出，或翻动小儿体位发生溢乳。新生儿溢乳是一种生理现象，随着年龄的增长，胃肠发育良好后会自然消失，无须治疗。但防止溢乳可采取如下措施：

（1）喂奶前，先换好尿布。

（2）喂饱奶后，将婴儿直立抱起，轻轻拍背，等待婴儿打嗝后再轻轻放下。

（3）喂奶后尽量少翻动婴儿身体。

（4）打嗝后（排出胃内的空气）再让婴儿睡觉；未打嗝时，应让其右侧卧位睡觉。

（5）如果婴儿出现持续吐奶，或有时似喷射状吐奶，甚至吐出胆汁，体重不增或下降等异常表现，为新生儿呕吐，应及时到医院诊治；其呕吐物不要倒掉，应请医生检查，以便诊断和治疗。

112 哺乳期妇女饮食需注意什么？

据统计，乳母饮食中的蛋白质、脂肪、维生素摄入高者，乳汁中氨基酸、脂肪和维生素的含量也高。因此，乳母的膳食安排应注意以下几个方面：

（1）保证每天摄入充足的优质蛋白质　如猪肉、牛肉、鸡肉、鸭肉和动物内脏以及牛奶、鸡蛋、豆类等。将这些食品加工成汤类饮用，对促进乳汁的分泌有良好的作用。

（2）增加热能的摄入　乳母的饮食安排要科学、合理，食物应丰富多样，保证有足够的糖。注意不要偏食，以免营养不均衡。

（3）补充维生素　乳母应注意多吃粗粮、杂粮，多吃西红柿、胡萝卜等新鲜蔬菜和水果，这些食物含有较多的维生素B、维生素C等。含B族维生素较多的食物能促进乳汁分泌；维生素C、果胶、有机酸等成分不仅可防止产妇便秘，而且能促进乳汁的分泌。

总之，哺乳期妇女膳食的好坏、营养含量的多少，直接影响乳汁分泌的质和量，所以一定要注意合理饮食，营养均衡，摄入充足，以保证哺乳的需要。

113 哺乳期怎样保护乳房？

有的产妇在产后2～3天双乳胀满、疼痛，有时出现硬结，甚至波及腋窝部的副乳腺，有时还伴有低热，对这种现象不要担心，多为乳腺淋巴潴留、静脉充盈或间质水肿以及乳腺管不畅乳汁淤积所致。一般至产后7天当乳汁畅流后，多能消退。但对产后乳房胀痛必须重视，及时正确解除乳汁淤积，否则可引起乳腺炎。为减少乳房胀痛，可采取下述防治方法：

（1）早哺乳　产后尽早哺乳，勤哺乳，使乳腺管畅通，利于乳汁的排出。

（2）热敷乳房　哺乳前热敷乳房，并轻柔按摩，用手由四周向乳头方向轻轻按摩，以促进乳腺管畅通。

（3）应用吸奶器　婴儿吮吸力差时，可用双手挤压或用吸奶器吸引，协助乳汁排出。

（4）冷敷乳房　两次哺乳间冷敷乳房，以减少充血。

（5）排空乳房　尽量让婴儿把乳房内的乳汁吸干

净，如果新生儿吃奶太少，哺乳后可用手挤尽剩余乳汁，使乳房变软，同时暂时减少鱼汤、肉汤的食用等。

（6）**预防乳房胀痛** 可在妊娠晚期挤去乳房内的少量初乳，以防止其潴留于导管内结成乳栓，堵塞乳腺导管。

（7）**戴合适的乳罩** 将乳房托起，有利于乳房的血液循环，从而减轻疼痛。

（8）**防治乳腺炎** 为避免乳汁淤积，可采用下述正确的挤奶方法：备好清洁容器，洗净双手及乳房，身体稍前倾，一只手托着乳房，另一只手的大拇指和食指分别放在乳头上2厘米乳晕处，向胸壁内方向缓慢用力，挤压一松一再挤压，待乳汁流速减慢时，手指向不同方向转动，再重复挤压直至乳汁排空。挤奶时注意手指要固定，禁止挤压乳头和牵拉乳头。

（9）**药物退奶** 可用柴胡6克，当归12克，王不留行9克，漏芦9克，通草9克，煎汤口服。或肌内注射缩宫素10个单位。

如果乳房严重胀痛或出现红、肿、热、痛等表现，应请医生诊治。

114 怎样防治产后乳头皲裂？

乳头皲裂后，乳母哺乳时非常痛苦，若不及时治疗容易继发乳晕炎和乳腺炎。产后乳头皲裂的主要原因是婴儿吸吮乳头姿势不正确、喂养方法不当，或者由于用肥皂、乙醇等刺激性物质擦洗乳头失去了乳头皮脂保护层所致。其防治措施有：

（1）为防止婴儿猛烈吸吮致乳头皲裂或疼痛，可在婴儿饥饿之前喂奶；并适当缩短两次吃奶的间歇时间。

（2）改变喂奶姿势，增加喂奶时间，每侧乳房喂7~10分钟。

（3）哺乳时应把乳头乳晕都塞进婴儿口中。

（4）喂奶结束时留少许奶涂在乳头上，让其自然干燥，有助于保护乳头和促进伤口愈合。

（5）如果乳头糜烂严重、疼痛难忍，或已皲裂，最好暂时避免让婴儿吸吮该乳头，可将奶挤在一个消毒容器中，煮沸后再用小勺喂给婴儿吃。

（6）如果乳头疼痛或已皲裂，可在每次哺乳或挤奶后用温热的水清洗乳头及周围皮肤，然后涂以2%甲紫、10%鱼肝油铋剂或抗生素药膏；也可抹上一些流质或固体植物油。但每次哺乳前，应用消毒毛巾或棉签将油脂等擦洗干净，然后用在冷开水中浸过的消毒棉签擦净乳头后哺乳。

115 乳母有哪些疾病时不宜哺乳？

患有下述疾病的母亲不宜哺乳。

（1）肝炎 肝炎病毒可通过乳汁传播给婴儿，对婴儿有害，并且切勿亲吻孩子，更不能用嘴嚼食物喂婴儿；另一方面，哺乳也不利于母体的康复。

（2）肾炎 患慢性肾炎的母亲，因哺乳和照顾孩子容易过度疲劳而加重病情，故不宜哺乳。

（3）糖尿病 患糖尿病的母亲，因病情未得到控制时，会诱发糖尿病酮症昏迷，不宜哺乳；病情稳定后，方可给婴儿哺乳。

（4）癫痫 患癫痫的母亲，若在喂奶时发作，会对婴儿造成伤害；而且多数治疗癫痫的药物含有镇静、抗过敏的成分，如苯巴比妥、地西泮、苯妥英钠等可随乳汁喂给婴儿，引起婴儿虚脱、嗜睡、全身瘀斑等不良反应，故不宜哺乳。

（5）甲状腺功能亢进 甲状腺功能亢进的母亲，在服药期间不宜哺乳，以免引起婴儿甲状腺病变。

（6）乳腺炎 患乳腺炎的母亲，应暂停喂奶，及早治疗，待炎症控制、乳腺变软、肿胀消退后方可哺乳。

（7）急性感染 患急性感染、严重感染或严重上呼吸道感染的母亲服用抗生素，如红霉素、氯霉素、磺胺等药物期间，应停止母乳喂养。患上呼吸道感染的母亲如立即服用有效的抗生素、抗病毒类药物治疗，12小时左右药物在体内的浓度可达到治疗水平。戴上口罩，可允许喂奶。不要稍有发热、咽痛或不适，就隔离母婴，影响哺乳。

（8）结核病 患结核病的母亲，尤其是结核活动期，不宜自己照看、直接接触孩子和给孩子哺乳，结核菌可通过各种媒介传染给孩子，对孩子健康极为不利，同时哺乳也不利于自身的康复。

（9）心脏病 患心脏病的母亲，喂奶会加重心脏负担，也不宜哺乳。

（10）半乳糖血症或苯丙酮尿症 患半乳糖血症或苯丙酮尿症的母亲，不应用母乳喂养婴儿，改用特制奶粉喂养孩子，以免使婴儿智力受损害。

116 乙型肝炎和HBsAg阳性的产妇可以哺乳吗？

乙型肝炎病毒(HBV)是世界上传播最为广泛的病毒之一。HBV主要通过血液传染，孕妇亦可能通过胎盘垂直传染给胎儿，或经乳汁传播给婴儿。因此，携带乙肝病毒的母亲不宜母乳喂养，但也应根据病情决定哪些母亲绝对不能哺乳，哪些母亲可以哺乳。

（1）判断乳汁是否具有传染性 客观指标是测定母

乳中的HBV-DNA，如果化验结果为阳性，说明母亲体内存在有大量的乙肝病毒，且传染性强，不宜哺乳。

（2）检测乳母血中e抗体 如果乳母血中e抗体(HBeAb)阳性，但此时母血、母乳中没有HBV-DNA，则可以哺乳。

（3）检测乙肝表面抗体 当母血中乙肝表面抗体(HBsAb)阳性时，表明该母亲曾患过乙肝或注射过乙肝疫苗，体内已产生了保护性抗体，这类母亲是完全可以哺乳的。

117 母乳喂养时应禁用或慎用哪些药物？

服药后，药物多在肝脏分解代谢或经肾脏排出。哺乳期的妇女服药后，有一部分药物经乳汁排出，有些药物不仅进入乳汁的浓度较高，哺乳后还会在婴儿体内蓄积，因新生儿的肝、肾功能不全，乳汁中的药物有可能对新生儿产生不良反应。所以，乳母在哺乳期用药一定要慎重，既要考虑药物的治疗作用，又要考虑对婴儿的影响。

哺乳期用药应坚持如下原则：能不用药时尽量不用，能少用药就不多用，能局部用药就不要全身用药，能用中药治疗尽量不用西药，能口服时不要打针，能用常规药品就不用刚研制出来的新药。在用药时，尽量避免药物在血液中浓度的高峰时哺乳，争取在服药前哺乳，哺乳后再服药。或在医生指导下，选用由乳汁排出少、对乳儿影响不大的药，用量以最小的有效剂量为宜。一般用药3～5天。如病情较重，需要某种药物治疗，而该药又对婴儿危害较大时，应暂停喂母乳。若患有恶性肿瘤、精神病、甲状腺功能亢进等慢性或严重疾病时，应停止母乳喂养，哺乳期母亲禁用的药物见表6。

（1）哺乳期母亲应慎用的药物 ①慎用的西药：利尿剂、西咪替丁、地西泮、酒类、类固醇激素、避孕药（含雌激素）等；②慎用的中药：大黄、芒硝、枳壳、枳实、甘遂、大戟、芫花、青皮、牵牛子、车前子、山楂、神曲、麦芽、黄芩、黄连、黄柏、连翘、山栀、大青叶、板蓝根、玄参、生熟地、牛膝等；中成药如栀子金花丸、四消丸、消积丸、跌打丸、金匮肾气丸、七厘散等。

（2）正常剂量，不影响母乳喂养的药物有 镇痛药、抗组胺药、青霉素、洁霉素、头孢曲松、头孢唑啉、肝素、双香豆素、地高辛，氯噻嗪、利多卡因、硫酸镁、普萘洛尔、甲基多巴、巯甲丙脯酸、柳胺苄心啶、维生素B_1、维生素B_6、维生素B_{12}、叶酸、维生素D、维生素K等。

表6　哺乳期母亲应禁用的药物

分　类	举　例	原　因
抑制泌乳药物	如溴隐亭及利尿药	抑制泌乳
抗癌药物	如环磷酰胺、阿霉素等	可抑制婴儿免疫力，引起白细胞减少症
抗血小板聚集药	如阿司匹林	可引起婴儿出血、呕吐、腹泻、惊厥
抗精神病药	如奋乃静等	可影响小儿智力发育
抗甲状腺药	如甲基硫氧嘧啶、甲巯咪唑等	可引起小儿甲状腺功能低下，影响发育、智力低下
抗生素	如链霉素、卡那霉素、庆大霉素	可损伤听神经、肾脏
	氯霉素	可引起乳儿腹泻、黄疸等
	口服四环素	影响婴儿骨骼的发育
	喹诺酮类，如诺氟沙星（氟哌酸）等	影响小儿骨骼发育
	磺胺类药	加重新生儿黄疸，可使早产儿发生高胆红素血症
	呋喃唑酮、呋喃妥因	用量过大时能引起乳儿溶血反应
巴比妥类	如苯巴比妥	可引起婴儿的中枢神经系统抑制，出现镇静状态
抗高血压药	如利血平	长期服用可致乳儿鼻塞等
抗阿米巴病药	服用甲硝唑	可使乳儿厌食、呕吐
其他	如放射性碘、水杨酸盐、锂、溴化物、异烟肼、氯丙嗪、抗凝血剂、可卡因、麦角碱、海洛因	均对乳儿有不良影响，应禁用

118 何时开始给婴儿添加辅助食品？

婴儿生长发育迅速，需要各种营养物质，若供应不足就会发生各种营养缺乏性疾病，如维生素D缺乏病（佝偻病）、贫血等。但在添加辅食时要注意：①补充辅助食物的时间和种类要根据婴儿生长的情况和月龄来定，不宜过早或过晚；②添加辅食时应由稀到稠，由细到精，由一种到多种，由少到多；③仔细观察大便变化，谨防消化不良。

（1）鱼肝油及钙片 鱼肝油中含有维生素A和维生素D，是小儿生长发育必需的营养素，但剂量要适宜，绝不是越多越好，如果超量，会引起药物蓄积中毒。经常晒太阳的母乳喂养儿在4个月以前可以不添加；其他方法喂养的婴儿最好从出生后半个月开始服用。目前公认的预防小儿佝偻病服用维生素D的剂量为每日400～500国际单位，最好选用儿童用浓缩鱼肝油剂型。服用方便，剂量准确，不易中毒。在服用维生素D的同时，可加服乳酸钙或葡萄糖酸钙、多维钙等研成末，每日0.5～1克。

（2）水的添加 母乳喂养可不用喂水，因为母乳中的水分已足够婴儿的需要。如果是牛奶喂养就应喂水，因为牛奶中矿物质含量高，多余的矿物质需要通过肾脏由尿中排泄，因此需要较多的水分。

（3）辅助食物的添加 新生儿期一般只需添加浓缩

鱼肝油滴剂及钙剂即可。通常，在婴儿1个月时，添加鱼肝油，以补充维生素A和维生素D；2个月时，可加菜汁、橘子汁或其他果汁，以补充维生素C；3个月时，可加喂奶糕、米糊等半流质食品；4个月时，对铁和钙的需求量增加，要添加菜泥、蛋黄、钙片等，加喂蛋黄应由少到多，开始给予1/4个，逐渐增加到半个、1个；5～6个月的婴儿，可加喂米粥、软面条、蒸蛋羹等；7～8个月的婴儿，可在粥里加点菜泥、肉汁、肉末和整个鸡蛋，也可让婴儿自己啃吃馒头干或饼干，以促进牙齿的生长，锻炼咀嚼能力；9～10个月时，可逐渐增加辅助食品的数量；11～12个月时，可吃一些容易消化的普通食品，逐渐过渡到以普通食品为主，直到断奶。

119 怎样对婴儿进行混合喂养和人工喂养？

母乳喂养最有利于婴儿的健康和生长发育。如果母乳不足，或母亲因工作或其他原因无法哺乳，可采取混合喂养，即母乳加奶粉或牛奶等，以补充母乳的不足；如果母亲有疾病或其他特殊情况不适合母乳喂养，则可采取人工喂养，即对婴儿的喂养全部用牛奶、奶粉或其他代乳品。在混合喂养和人工喂养时，不仅喂养的食品要适合婴儿发育需要的营养成分，还须注意以下事项：

（1）混合喂养方法 在每次喂奶时先喂母乳，直到双侧乳房被吸空，约10分钟后加喂牛奶或羊奶等其他代乳品；亦可采取母乳和其他奶类或代乳品间隔喂（交替喂），即母乳量很少，可1次母乳和1次牛奶交替喂；或母亲上班时喂牛奶，下班回家后喂母乳。母乳的分泌量不一定每次都相同，如果有时母乳能喂饱婴儿，就不必再喂牛奶或其他乳品了。

（2）人工喂养 是指喂牛奶、羊奶、豆浆或其他代乳品，虽不如母乳喂养好，但只要注意选择优质乳品或代乳品，调配恰当，注意消毒，仍能满足婴儿生长发育的需要。

（3）乳品和代乳品的选择 可根据当地习惯和条件选用，最常用的是牛奶和羊奶，一般以鲜牛奶、鲜羊奶为佳，目前也广泛用奶粉喂养。代乳品的种类很多，各地供应的品种也不相同，可请教当地妇幼保健人员或听取专业人士的意见之后进行选用。

（4）注意消毒 混合喂养和人工喂养每天都必须做好奶具和奶的消毒，防止食物变质。对奶具的消毒方法有开水煮、药品消毒、蒸汽消毒等，比较常用的是用开水煮沸消毒。近来生产的用于调乳器具等的洗涤剂很方便。

（5）调乳方法 婴儿所需牛奶量，可按每千克体重每天需纯牛奶100～120毫升。如体重2000克的婴儿，每天需市售牛奶1瓶（220毫升），体重3000克的婴儿则每天需市售牛奶1瓶半（全部用鲜牛奶喂养），分7～8次哺喂，或按需灵活掌握。哺乳期婴儿每天排便4～5次，只要精神好，均为正常。

（6）**温度适宜** 喂奶前可将奶滴在手背或手腕内侧上试试，感到温热就可以了，一般约40℃，夏天可再凉一些，或者将盛奶的瓶子贴在脸颊上或手上试温度，以不感到烫或凉为宜。

（7）**奶嘴大小合适** 奶嘴上扎小孔1～2个，以婴儿10～15分钟吃完为宜。喂奶时要随时注意将奶汁充满奶头，以免婴儿吸进空气。

（8）**奶量适宜** 每次喂奶量要适宜，一般认为孩子吃多少，就是他的需量。每天总奶量的计算为：新生儿每日奶量约等于体重的1/5，2～5个月为体重的1/6，6个月为体重的1/7， 7～12个月为体重的1/8 。婴儿的哺乳量各不相同，但剩下太多、不想吃时，要查找吃奶量减少的原因，或请教医生。

（9）**浓度适宜** 新生儿喂奶和水的比例为2：1，2～4周为3：1，1个月后为4：1或喂全奶。如果新生儿健康，也可以一开始就喂新鲜全奶。奶粉与水可按1：8调配，相当于全奶。

（10）**喂奶方法** 喂牛奶等和喂母乳一样，必须抱着婴儿喂，若躺着喂奶，奶水易进入支气管，引起窒息。抱着喂奶时婴儿可以看见母亲的眼睛，有利于母婴情感交流。婴儿如果在吃奶中停下来玩或睡着了，可拉拉奶瓶或

碰碰婴儿脸颊督促继续吃，如果还不吃，就不须再喂了。

（11）**注意婴儿大小便** 糖少、蛋白质多，则大便干燥，尿量少而发黄。糖多则大便有泡沫或酸味。了解大小便情况，有利于对奶和奶量的调配。

（12）**煮开鲜奶** 喝牛奶、羊奶时，一定要加糖，因牛奶、羊奶中糖的含量较少。一般在500克奶中加25克糖为宜。最好等牛奶煮开后再放糖。不要加糖过多或给浓糖水喝，以免引起婴儿腹泻、消化不良、食欲不振等，以致发生营养不良。鲜奶要用旺火煮开后再喂，这样既消毒又可使奶中的蛋白质容易吸收。市售牛奶尽管贴有“完全消毒”的标签，但也应煮沸再兑上凉开水，配成2∶3或4∶5的比例喂，或喂全奶。

（13）**补充水分** 婴儿容易渴，尤其炎热季节，应经常喂水，可选用温开水或果汁、凉开水等，但不要喂含糖多的饮料及其他清凉饮品。奶或奶粉中的维生素C在加热时易受到破坏，应多喂果汁等补充维生素C。开始喂果汁，可用凉开水将果汁稀释1倍，第1天喂1汤匙，第2天喂2汤匙……逐日增加直至可用奶瓶喂，待孩子习惯后，可不用稀释果汁。1天可喂3次，每次30～50毫升。喂奶前后不要喂，最好在洗澡、日光浴、散步以后喂。各种新鲜水果汁都可以，或按季节选用水果。制作果汁时要特别注意清洁，水果须洗净后再榨汁。使用榨汁机最方便，但亦要注意随时清洗干净。

喝果汁后如果出现腹泻或呕吐，应暂停喂果汁，待身体恢复正常后再逐渐恢复。

（14）加添辅食 在补喂或喂牛奶及其他代乳品时，应及时添加辅食。婴儿出生后第3周起即应添加菜汤、西红柿水或山楂水、鲜橘子汁等富含维生素C的食品。无论牛奶、羊奶，还是其他代乳品，其营养成分和质量，都远不如母乳。

120 如何给孩子断奶？

随着宝宝月龄的增大，母乳已不能完全满足其所需的营养了。宝宝长到1周岁左右，就可以断奶了。那如何给孩子断奶呢？

（1）断奶前要有充足的准备，不可骤然断奶。在宝宝7～8个月时应逐渐减少喂奶次数，增加辅食的次数和量。至1岁左右就可以完全断奶了。

（2）断奶的季节，以春、秋天气温和时为好。气候太热、太冷，容易发生疾病，一般不宜进行断奶。

（3）断奶应在宝宝身体健康时进行，以避免拒食、消化不良而引起营养不良。

（4）不宜在母亲乳头上涂苦药或辣椒等刺激性物质进行强行断奶。这样做不利于宝宝健康。